Leben wie ein Prinz

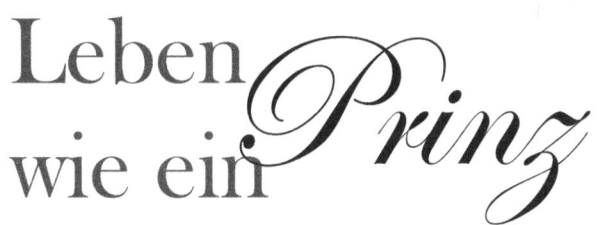

Vom Sofahelden zum Märchenprinzen -
gesund, fit, edel und gut.

Armin Gross

2. leicht verbesserte Auflage

Copyright © 2017 Armin Gross, Luitpold Verlag

ISBN: 1542777747
ISBN-13: 978-1542777742

Armin Gross

Für Sabine

Inhaltsverzeichnis

Wie wird man Prinz?

Im Gegensatz zu einem geborenen Prinz müssen die meisten von uns erst einen Weg gehen, um die Annehmlichkeiten des Prinzenlebens genießen zu dürfen. Die gute Nachricht ist - es ist möglich; man kann Prinz in seinem eigenen Märchen werden. Hier erlaube ich mir durchaus ein wenig märchenhaft zu werden. Ich finde das angemessen, schließlich ist das Erreichbare ja auch fantastisch.

Lassen Sie uns den Weg zum Prinzenleben wie eine Heldenreise betrachten:

- es gibt eine Aufgabe,
- Sie trainieren Körper und Geist und erlernen die prinzlichen Tugenden,
- ich überreiche Ihnen geheime Waffen,
- wir kümmern uns um die Verpflegung,
- wir lernen die mächtigen Gegner kennen,
- es kommt zum Kampf,
- und schließlich winkt die reiche Belohnung.

Wenn Sie die Heldenreise überstanden haben und die Hinweise beherzigen, dann wird Ihre Belohnung das Leben eines Prinzen sein.

Warum "Leben wie ein Prinz"?

Leben wie ein Prinz klingt nach Reichtum und Erfolg und das Ganze recht mühelos, quasi in die Wiege gelegt. Ein König hat zu viele Verpflichtungen und viele Könige waren im Kopf - nun sagen wir merkwürdig. Ein Normalmensch muss für prinzliche Privilegien auf große Mittel und Beziehungen zurückgreifen können, richtig? Ich glaube, nein! Ich werde Ihnen in diesem Buch zeigen, wie Sie leben können, wie ein Prinz, und zwar ohne große Mittel und Beziehungen. Es ist Ihr Geburtsrecht.

Ich möchte nicht verschweigen, dass das Leben eines Prinzen auch Disziplin erfordert. Aber andererseits lohnt es sich ein wenig Disziplin aufzubringen um Prinz in seinem eigenen Königreich zu werden.

Das Spannende dabei: All die Dinge sind keine neuen Erkenntnisse. Moderne Ernährungshinweise und Trainingsanleitungen waren bereits im 19. Jahrhundert bekannt - manchmal schon viel früher. Manche Dinge sind so einfach, dass sie vielleicht gerade deshalb aus der Mode gekommen sind.

Natürlich waren nicht alle Prinzen gesund, erfüllt, produktiv oder haben ein langes Leben geführt. Aber es gab sie und vor allem: das Bild des Prinzen ist ein so positives, dass wir alle gerne ein echter Prinz wären - oder nicht?

Diesem Buch steht ein besonderer Prinz Pate - er wurde später sogar Monarch, behielt aber seinen Prinzentitel - die Rede ist von Prinz Luitpold von Bayern. Er eignet sich aus vielen Gründen als Vorbild für ein "Leben wie ein Prinz":

- er war beliebt
- er war gesund und wurde steinalt
- er war bescheiden

Er war einer der besten Monarchen seiner Zeit: Seine Toleranz und Förderung der Künste und Wissenschaften hat zu einer Blütezeit in München und Bayern geführt. Noch heute wird diese Zeit als Ehrerweisung an den regierenden Prinzen "Prinzregentenzeit" genannt. Mehr zu Prinzregent Luitpold von Bayern gibt es für den interessierten Leser am Ende des Buches.

Welche Geheimnisse für Prinzen in spe habe ich auf Lager? Ich zeige Ihnen wie sich ein Prinz im 19. Jahrhundert gesund gehalten hat, wie er sich entspannt hat und und worauf er Wert gelegt hat. Dabei werde ich konkrete Anweisungen aus dieser Zeit in eine zeitgemäße Sprache übertragen. Wer einmal einen Satz gelesen hat, der sich über mehr als eine Seite erstreckt, der weiß, wie ermüdend das sein kann. Wie bin ich darauf gestoßen? Beruflich und privat beschäftige ich mich viel mit Methoden der Gesunderhaltung, Yoga und Fitness einerseits und der Bayerischen Geschichte des

19. Jahrhundets andererseits. Dabei fiel mir auf, dass die Bayerische Armee Übungen ausübte, die ich aus dem Yoga kannte. Später entdeckte ich, dass das zur Zeit angesagte Hochintensitätstraining ebenfalls bereits von der Bayerischen Armee genutzt wurde. Dies in Verbindung mit den Heilmethoden des „Wasserdoktors" Sebastian Kneipp und der Lebensweise von Prinzregent Luitpold war ein hervorragender Leitfaden für das Leben eines modernen Menschen, denn die Methoden sind erprobt und ihre Wirkungen belegt - sie sind einfach, günstig und nahezu überall einsetzbar. Dabei sind die Methoden natürlich und schonend - sowohl für den angehenden Prinzen, als auch für seine Umwelt. Toll, oder? Mein Ziel ist es, diese einfachen und wirkungsvollen Erkenntnisse zu verbreiten - damit jeder davon profitieren kann.

Übrigens habe ich die Geheimnisse in diesem Buch selbst getestet - und bei einigen war ich überwältigt ob ihrer umwerfenden und nachhaltigen Wirkungen. Ich bin allerdings kein Arzt und empfehle daher dringend, zu Ihrer Sicherheit, vor der Umsetzung der Hinweise einen solchen zu konsultieren.

Medizinischer Hinweis

Ich bin kein Arzt. Bevor Sie den Hinweisen in diesem Buch folgen, konsultieren Sie einen Arzt. Kneipp ist meiner Meinung nach eine wunderbare Heilmethode - ebenso Yoga, Hochintensitätsintervalltraining und all die anderen Punkte, die in diesem Buch angesprochen werden und als Inspiration gedient haben. Allerdings sind sie nur so gut wie ihre wissenschaftliche Überprüfbarkeit. Sollte der ein oder andere Aspekt überholt sein, verliert er die Berechtigung hier als empfehlenswert zu stehen.

Hochintensitätstraining birgt Risiken bei Menschen mit hohem Blutdruck und anderen gesundheitlichen Problemen - es ist ein Training für gesunde Menschen. Im Zweifelsfall bitte einen Arzt konsultieren.

Kneipp hatte vor 150 Jahren das Zeug zum Megatrend und verbreitete sich um die ganze Welt. Leider wurde die Idee in manchen Ländern nicht im Sinne ihres Erfinders weiterentwickelt. Dieser sprach nämlich den Ärzten den ersten Rang bei Behandlung von Krankheiten nicht ab. Nur wenn diese nicht weiterwussten, schaltete er sich ein. Ausserdem bemängelte er, dass dem Gesundmachen mehr Aufmerksamkeit zuteil wurde als dem Gesunderhalten - und damit hat er bis heute Recht. Jedenfalls wurden in Deutschland die Ideen von Kneipp immer weiterentwickelt und mit neuesten Erkenntnissen wurden einige Übungen verworfen und neue hinzugenommen. In den USA traten die Naturopathen die Nachfolge von Kneipp an - leider zum Teil gegen wissenschaftliche Erkenntnisse. Eine Neuauflage mit wissenschaftlicher Untermauerung hat das Zeug zu neuer Größe zu gelangen. Dieses Buch leistet hoffentlich einen kleinen Beitrag dazu. Ich bin den Autoren der zahlreichen guten deutschen Kneippliteratur sehr dankbar und empfehle vor allem das tolle Werk: „Natürlich gesund mit Kneipp" von Bachmann und Schleinkofer.

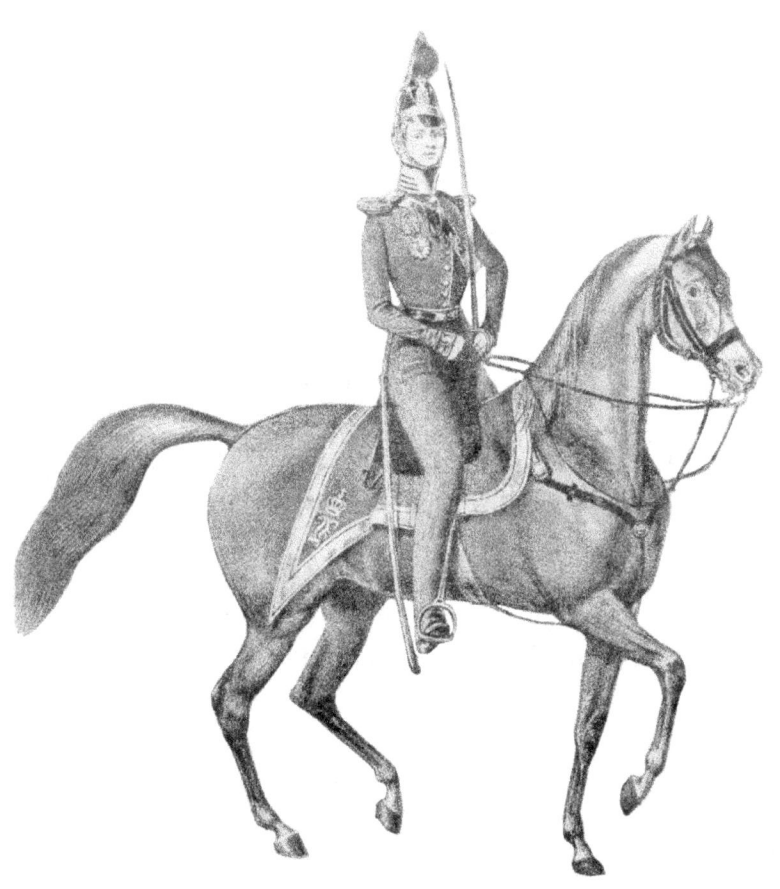

Luitpold als Hauptmann

schneidig, gell?

Man muss eine
Aufgabe vor sich sehen
und nicht ein
geruhsames Leben.

LEO TOLSTOI

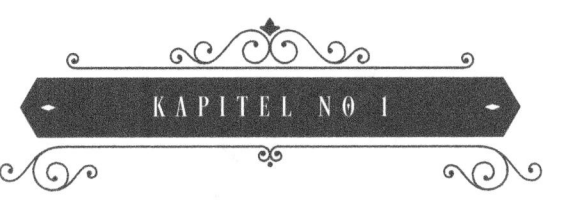

KAPITEL N⁰ I

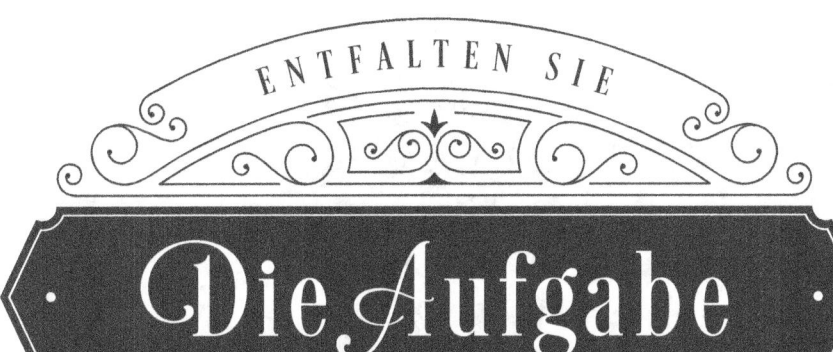

ENTFALTEN SIE

Die Aufgabe

IHRE POTENZIALE

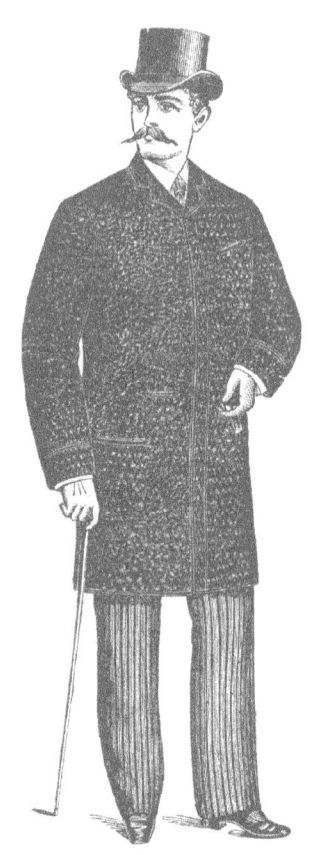

1

Entfalten Sie Ihre Potentiale

S o stelle ich mir Ihr Leben vor: es ist ganz gemütlich und eigentlich fehlt es an sehr Wenigem. Materiell ist eine Verbesserung kaum denkbar. Doch da ist etwas, ein Gefühl, ein zartes Kratzen an der Pforte Ihres Schlösschens, ein Klopfen am Portal Ihrer Burg. Sie spüren es. Da ist noch mehr. In Ihnen schlummern Potentiale, und die warten darauf hervor zu brechen und die Welt zu verändern.

Vielleicht ist es so, dass Sie sich manchmal von Ihrem Alltag überfordert fühlen. Oder Sie finden, Sie hätten gerne etwas mehr Zeit für sich? Vielleicht ist das Treppensteigen anstrengender geworden, die Schnürsenkel sind weiter unten, irgendjemand näht Ihre Kleidung im Schrank enger? Egal - machen Sie sich bereit:

Es geschieht etwas magisches in Ihrem Leben - Sie greifen zu diesem Buch! Irgendwie sind Sie darüber gestolpert - vielleicht hat eine gute Fee es liegen lassen - aber nun ist es in Ihren Händen. Und es geht nicht weg. Ich erteile Ihnen hiermit feierlich (Trommelwirbel) Ihren Auftrag: Entfalten Sie die Potentiale Ihres Lebens!

Dies ist eine ehrwürdige Aufgabe. In der Heldenreise versucht der Prinz die Aufgabe zu verdrängen, zu umgehen, aufzuschieben.

Doch was ist das? Wer kommt denn da?

Hilf mir,

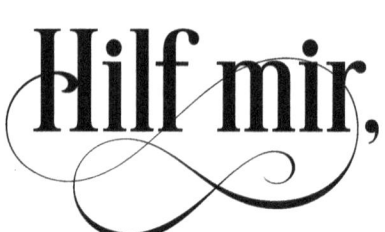

es allein zu tun.

MARIA MONTESSORI

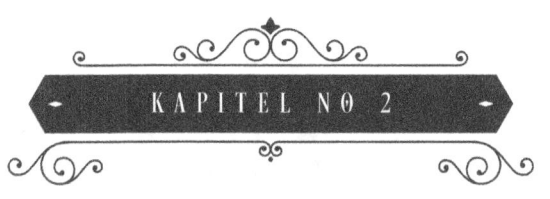

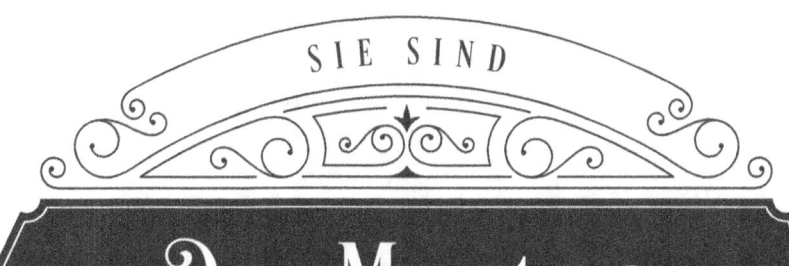

Der Mentor

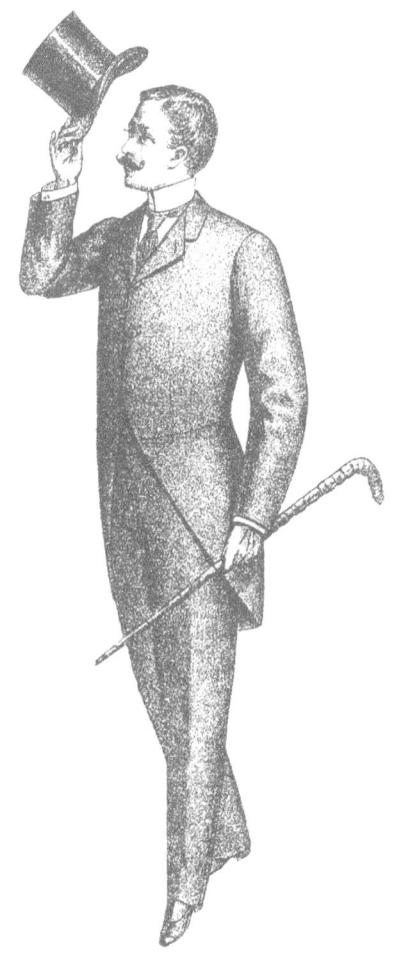

2

Sie sind nicht allein

Da kommt ein kleines, grünes Männchen mit Knautschgesicht und spitzen Ohren. Es ist hier, um zu helfen, auch wenn es manchmal unbequeme Wahrheiten sagt.

Um unsere Ziele umzusetzen, brauchen wir manchmal etwas Hilfe von außen. Sie können heute jemandem ein Versprechen geben, dass Sie ein bestimmtes, konkretes Ziel erreichen wollen. Dies kann ein sehr guter Freund sein, oder beispielsweise jemand, der ähnliche Ziele verfolgt. Schon dadurch, dass Sie eine verbale Verpflichtung eingegangen sind, steigt die Wahrscheinlichkeit, dass Ihre Heldenreise erfolgreich sein wird.

Sie können Ihre Chancen noch verbessern, indem Sie einen Vertrag oder einen Pakt abschließen: "Entweder ich schaffe mein (konkretes) Ziel, oder ich spende 250€ für wohltätige Zwecke".

In unserer vernetzten Welt kann man genau das sogar auf einer Internetseite machen (habe ich noch nicht probiert):

"Die cleverste Art endlich Dein Ziel zu erreichen. Schaff es oder spende für einen guten Zweck." Die URL lautet https://pacti.de (Stand Januar 2017, ohne Gewähr).

Welche Ziele sollen Sie sich setzen? Wahrscheinlich haben Sie bereits ein Ziel im Kopf - das Ziel, welches Sie zum magischen Zusammentreffen mit diesem Buch geführt hat. Aber wenn nicht, dann lesen Sie einfach das Buch zu Ende und generieren Sie ein Ziel, welches Ihnen dabei hilft, Ihr Leben als Prinz zu verwirklichen.

Erziehung ist alles.

Der Pfirsich war eine Bittermandel,

und der Blumenkohl ist nichts

als ein Kohlkopf

mit akademischer Bildung.

MARK TWAIN

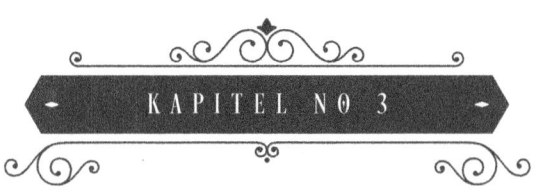

KAPITEL № 3

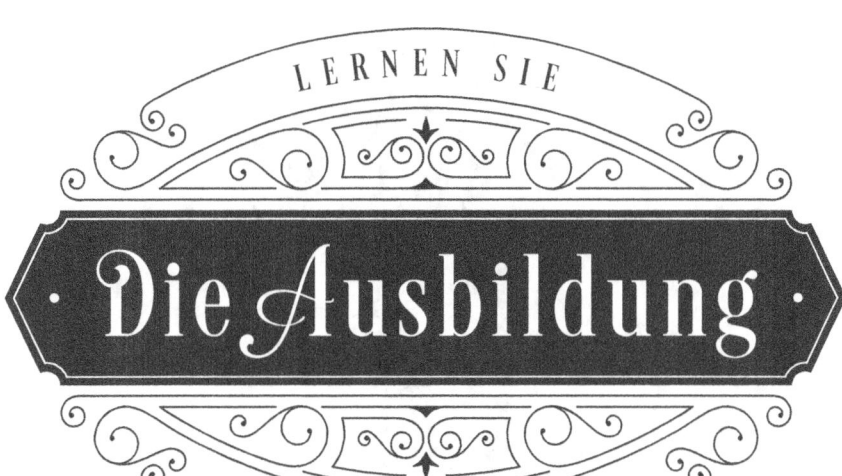

LERNEN SIE

· Die Ausbildung ·

SICH NEU KENNEN

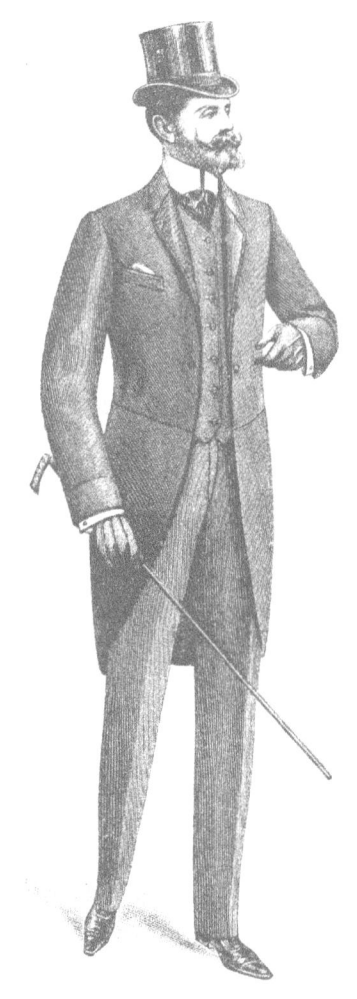

3

Lernen Sie sich neu kennen

3.1 Der Körper

Wie sieht der Körper eines Prinzen aus? Er ist stark, beweglich und leistungsfähig. Diese Leistungsfähigkeit wird nicht durch Strampeln auf einem Ergometer erreicht und auch nicht durch Marathonläufe. Ich beschäftige mich seit 2013 mit dem Konzept des Hochintensitätstrainings - und es hat mein Leben verändert. Hochintensitätstraining heisst nicht, dass ich wie Arnold Schwarzenegger aussehe (Verzeihung, Arnold, aber du bist eher der Typ Barbarenkönig als edler Prinz). Es geht vielmehr um eine scheinbar neue Idee in der Sportwissenschaft: reize deinen Bewegungsapparat kurz aber heftig und er wird mit positivem Wachstum darauf reagieren. Der Bewegungsapparat, das sind die Muskeln, aber auch die Knochen und Sehnen.

Als viel beschäftigter junger Familienvater suchte ich eine Betätigung, die in kurzer Zeit effektiv war, ohne den Körper zu ruinieren. Joggen und andere Ausdauersportarten brachten mir schmerzende Gelenke ein und verbrauchten Zeit. Da las ich vom 7-Minuten-Training. Hier sollte man dreimal die Woche lediglich sieben Minuten trainieren und das sollte reichen? Ich bin sehr experimentierfreudig und probierte es aus. Es war nicht angenehm oder besser gesagt furchtbar unangenehm. Nach den sieben Minuten will man wirklich keinen Sport mehr treiben. Aber es war hochgradig effektiv. In wenigen Wochen hatte ich die Form meines Lebens erreicht.

Da ich gerne Fernwanderungen unternehme und hier eine gewisse Vorbereitung hilfreich ist, dachte ich, ich könnte das Prinzip auch in dieser Vorbereitung verwenden. Da stieß ich auf ein Lauftraining (in einer Damenzeitschrift: „Brigitte") , welches genau diesem Ansatz folgte: kurz und heftig, aber effektiv. Man konnte in nur 20 Minuten, dreimal die Woche, in insgesamt vier Wochen läuferische Fitness erlangen.

Es hat für mich funktioniert, birgt aber wegen der hohen Intensität Risiken, die vorher im Zweifelsfall mit dem Arzt abgeklärt werden sollten.

Wie sah nun das Training aus?

A. Lockeres Einlaufen: 5 Minuten
B. Sprint: 15 Sekunden
C. Lockeres Laufen: 2 Minuten

Ein Sprint ist dabei ein Lauf mit sehr hoher Intensität!

B und C dreimal wiederholen, dann lockeres Auslaufen (maximal fünf Minuten). B wird von Woche zu Woche um fünf Sekunden verlängert. Nach vier Wochen also 30 Sekunden. Fertig.

Bitte auf schonendes Laufen achten: angewinkelte, frei schwingende Arme, Fäuste leicht und locker geschlossen, federndes Laufen (am Besten Ballenlauf - siehe 3.2 die Füße).

Zeitgleich beschäftigte ich mich mit dem Vorbild dieses Buches: Prinzregent Luitpold von Bayern. Dieser genoss eine soldatische Ausbildung als junger Mann. Also war es naheliegend, die Ausbildung bayerischer Soldaten anzusehen. Ich war sehr überrascht, dass Hochintensitätstraining bereits bei der Ausbildung junger Rekruten der königlich bayerischen Armee genutzt wurde - da hieß es nur noch nicht so. Hier die Beschreibung des Laufschrittes aus dem Lehrbuch "Über den Betrieb der Gymnastik bei der bayerischen Infanterie" von 1872:

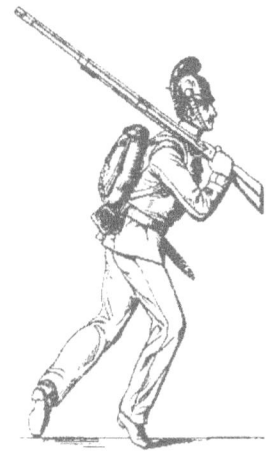

Der Laufschritt.

Derselbe wird auf den Fußspitzen mit leicht gekrümmten Beinen ausgeführt, indem das rechte, sich krümmende Bein durch eine kurze Streckbewegung die auf ihm allein augenblicklich befindliche Last des Körpers auf das vorgeschwungene linke Bein fortschnellt. Dieses empfängt dieselbe mit leichtem, federartigen Nachgeben und wirft sie seinerseits wieder dem nun vorgeschwungenen rechten Bein zu u. s. w. Der Oberkörper ist hierbei etwas vorne über geneigt, die Arme bis zum rechten Winkel gebeugt, die Ellenbogen etwas zurückgenommen, die Finger leicht gekrümmt.

Die Hauptsache bleibt eine leichte und dabei doch gute Haltung des Oberkörpers. Die Schrittweite beträgt 84 Centimeter, die Kadence 165—170 Schritt in der Minute. Während der Rekrutenzeit wird stets nur wenige Minuten hinter einander gelaufen. Später hat nach je 4 Minuten Lauf eine Schrittpause von 5 Minuten einzutreten.

Bei 22 Minuten würden sich z. B. ergeben:

4 Minuten Lauf,
5   „   Schritt,
4   „   Lauf,
5   „   Schritt,
4   „   Lauf.

22 Minuten.

Beim Laufen ist wohl zu beachten, daß nicht die häufige Uebung, sondern die richtige Methode zur Ausdauer führt.

22 Minuten laufen, mit wechselnden Phasen von hoher Intensität und Ruhe? Klingt machbar.

In diesem knappen aber informativen Werk finden wir alles, was ein Prinz braucht um gesund und fit zu bleiben (oder zu werden).

In einer gymnastischen Übungseinheit sollen alle Bereiche des Körpers einmal angesprochen werden. Im folgenden stelle ich Ihnen die Übungssequenz zum Aufwärmen des Prinzenkörpers anhand des genannten Buches vor. Dann folgen einige weiterführende Übungen.

Wenn Sie Übungen nicht ausführen können, oder Zweifel haben, ob Sie die Übung ausführen können, wählen Sie bitte eine leichtere Variante. Sie wollen schließlich kein Zirkusartist werden, sondern ein Prinz. Leichtere Alternativen werde ich entsprechend vorschlagen. Zwischen den einzelnen Aufwärmübungen ca. 10 Atemzüge innehalten. Die Übungen werden mit langsamem, tiefem Atem ausgeführt.

Aufwärmen:

Das Armstrecken

Die bayerische Infanterie hat diese Übung zackig ausgeführt. Wir machen das ganz langsam und entspannt - heben die Arme in einer fließenden Bewegung über die Seite mit dem Einatmen nach oben und lassen sie mit dem Ausatmen wieder kontrolliert sinken. Der Stand ist locker, Knie nicht nach hinten durchgestreckt, Nacken so locker wie möglich. Dauer: ca. 10 Atemzüge.

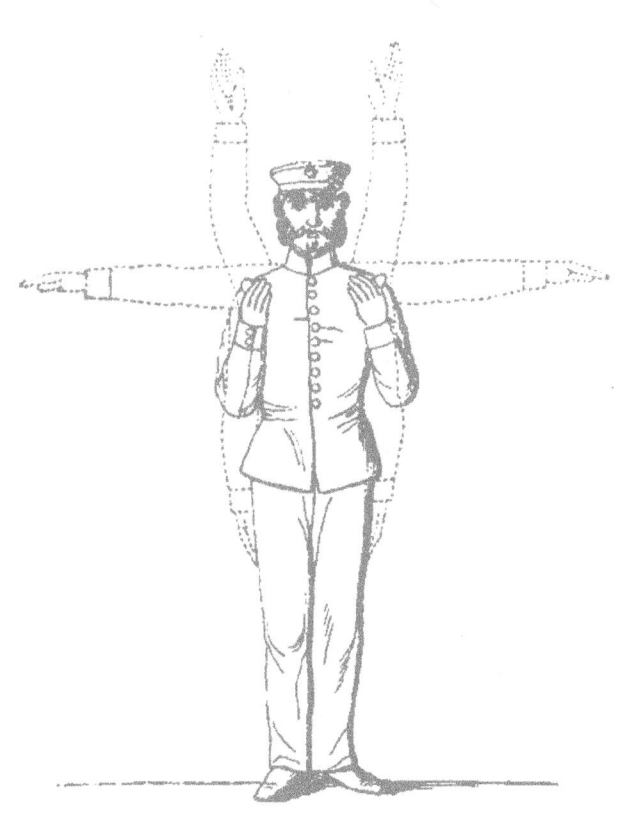

Das Armrollen

Von der waagrechten Haltung der Arme ausgehend fangen die Arme mit sanftem, ruhigem Kreisen an, die größer werden, schließlich wieder kleiner bis zum Stillstand. Die Atmung bleibt ruhig und gleichmäßig. Leichtes Ungemach ist förderlich. Der Stand ist locker, Knie nicht nach hinten durchgestreckt, Nacken so locker wie möglich.

Dauer: ca. 20 Atemzüge - mit steigender Übung auch mehr.

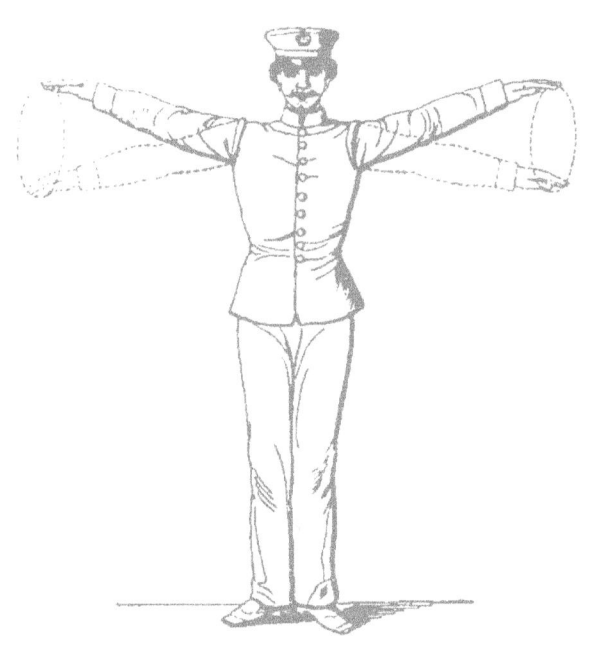

Das Rumpfbeugen

Vor- und rückwärts - Der Rumpf wird gerade, ohne Drehung mit dem Einatmen sanft nach hinten bewegt - nicht übertreiben. Mit dem Ausatmen dann nach vorne und locker nach unten hängen gelassen. Dabei den Oberkörper nicht nach unten „zwingen", es kommt nicht darauf an, möglichst weit nach unten zu kommen.
Kein Wippen, keine Kraftanstrengung - nur soweit der Körper natürlich hängt - mit dem Einatmen wieder aufrichten: mit geradem Rücken. Der Stand ist locker, Knie nicht nach hinten durchgedrückt, Nacken so locker wie möglich. Zur Verstärkung können später die Arme ausgestreckt werden.
Dauer: ca. 10 Atemzüge

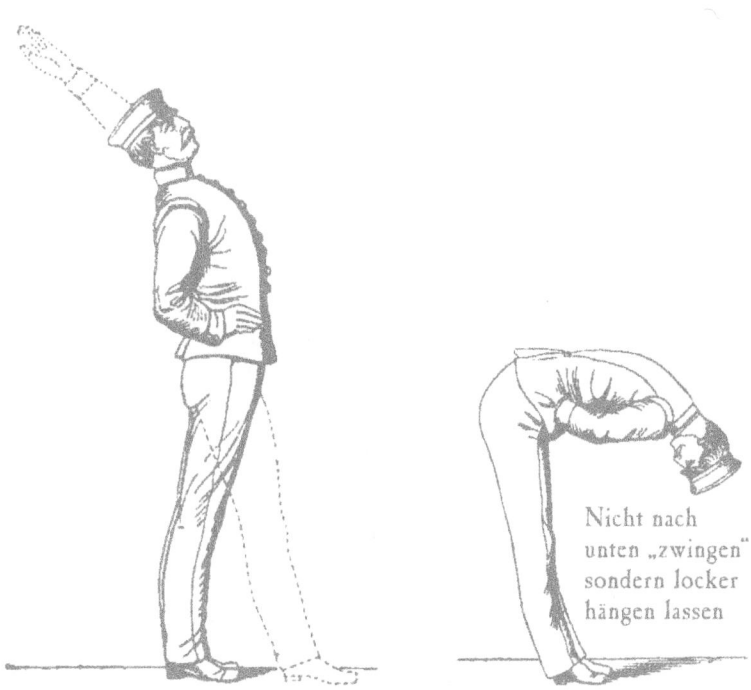

Nicht nach
unten „zwingen"
sondern locker
hängen lassen

Rumpfbeugen seitwärts

Der Oberkörper wird ohne Verdrehen mit dem Ausatmen zur Seite bewegt - nicht zu weit! - mit dem Einatmen wieder aufrichten und zur anderen Seite. Die Körperachse bleibt gerade aufgerichtet. Der Stand ist locker, Knie nicht nach hinten durchgestreckt, Nacken so locker wie möglich. Zur Verstärkung können später die Arme ausgestreckt werden.
Dauer: ca. 10 Atemzüge zu jeder Seite.

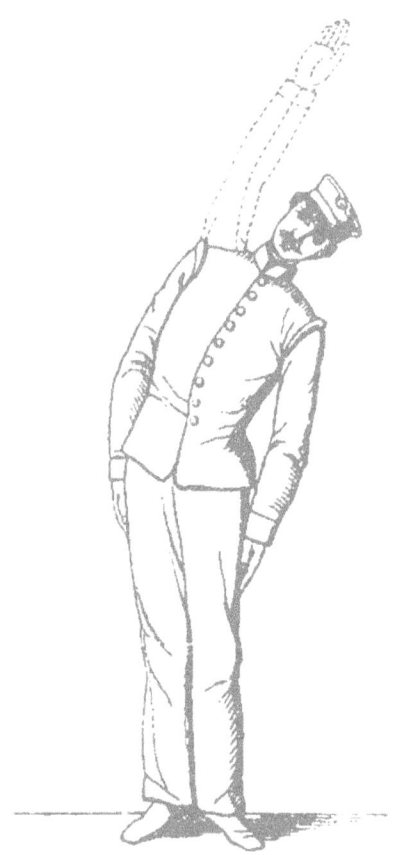

Rumpfdrehen

Der Rumpf wird mit dem Ausatmen sanft gedreht, soweit wie möglich. Der Kopf (Nase geradeaus, Kopf nicht weiterdrehen und über die Schulter schauen) bleibt gerade zur Schulterachse. Mit dem Einatmen wieder zurückdrehen. Der Rücken ist dabei gerade aufgerichtet, wird nicht gebeugt oder gekippt. Der Stand ist locker, Knie nicht nach hinten durchgestreckt, Nacken so locker wie möglich. Zur Verstärkung können später die Arme ausgestreckt werden.
Dauer: ca. 10 Atemzüge.

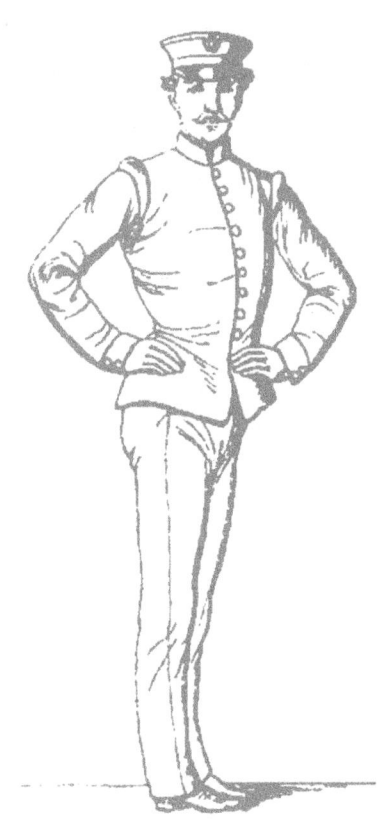

Nach diesen lockeren Übungen, die unseren Prinzenkörper locker und geschmeidig halten, wollen wir uns noch ein wenig um die Kräftigung kümmern. Eine der besten Trainingsmethoden seit dem 19. Jahrhundert ist das Zirkeltraining. Es ist abwechslungsreich und belastet den Körper an mehreren Stellen und das ist genau das, was wir wollen. Wir teilen unsere Muskelgruppen in drei große Gruppen ein:

- Beinmuskulatur
- Zugmuskulatur
- Drückmuskulatur

Ein Zirkeltraining sollte zwei Übungen aus jeder dieser Gruppen enthalten. Man wechselt die Übungen durch, also nach der ersten Beinübung folgt eine Zugübung, darauf eine Drückübung.

Jede Übung wird für 30 Sekunden ausgeführt, dann zehn Sekunden Pause, dann die nächste Übung. Die Ausführung sollte intensiv sein (unter Berücksichtigung der eigenen Fähigkeiten und gegebenenfalls nach Rücksprache mit dem Arzt). Wenn die Übungen alle abgeleistet sind, sind gerade einmal vier Minuten vergangen. Wer sich noch taufrisch fühlt, der wiederholt den Zirkel. Dann ist aber gut.

Beinmuskulatur

Seilspringen

Seilspringen ist uralt, sehr unterhaltsam und sehr intensiv. Es wirkt wie ein Sprint, regt Muskel-, Knorpel- und Knochenaufbau an ohne den Körper zu stark zu belasten (wenn nicht zu lange geübt wird). Der Sprung sollte leicht federnd sein (haha) und nicht stampfend. Gerne aus den Fußspitzen heraus und auch auf diesen landend. Hier besteht für ungeübte Füße ein Überlastungsrisiko, vor allem wenn barfuß geübt wird. Das ist aber die beste Form.

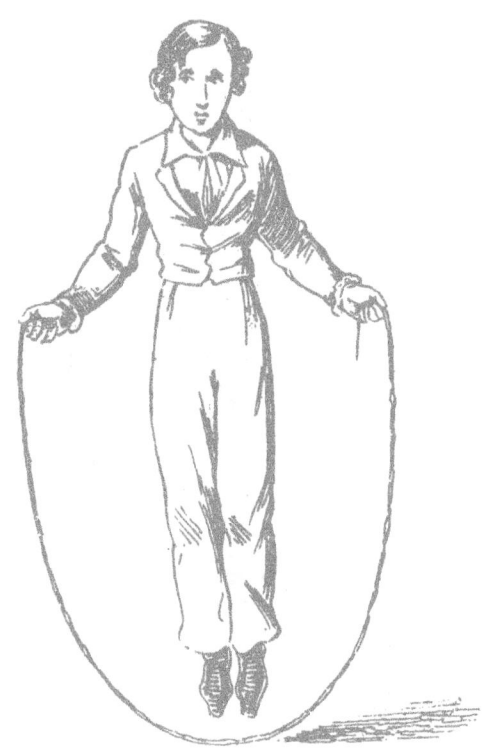

Ausfallschritte

Die bayerische Infanterie hat diese hauptsächlich für das Bajonettfechten geübt. Sie eignen sich aber auch sehr gut für den Aufbau von Balance und Beinkraft. Man kann den Ausfallschritt nach vorne, nach hinten oder zur Seite üben. Jeweils kontrolliert das tragende Bein beugen, das nicht tragende Knie in Richtung Boden bewegen. Vor allem seitwärts hat mir das einen selten gekannten Muskelkater beschert (und das ist eine gute Sache - daran wächst der Prinzenkörper!). Anders als abgebildet: Bitte Oberkörper aufrecht halten!

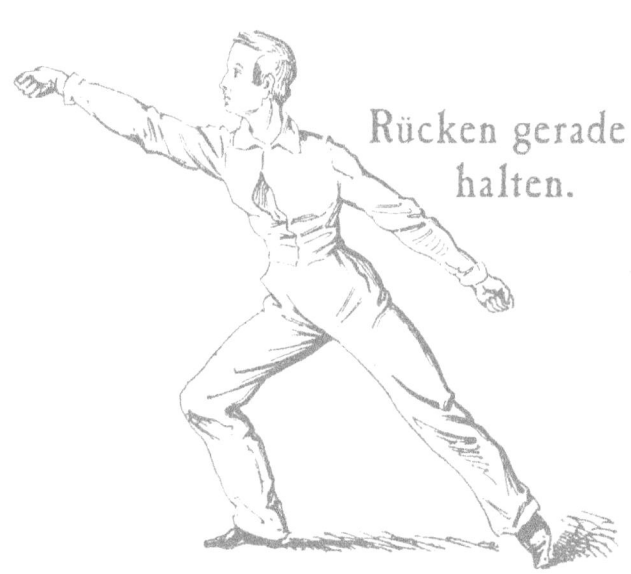

Sprungübungen

Sprünge sind wunderbar und kräftigend. Wir können entweder, wie die bayerische Infanterie, auf der Stelle hüpfen oder nach vorne oder auf ein Hindernis. Ich springe gerne Treppenstufen, da man sie leicht einschätzen kann. Aber auch ein Stuhl (Vorsicht vor Wegrutschen), Tisch (für Höchstleistungen), oder eine sonstige stabile Konstruktion eignen sich als kleine Herausforderungen (z.B. Bosu Ball, Trampolin). Probieren Sie es aus und steigern Sie sich. Bitte auf federnde Ausführung achten.

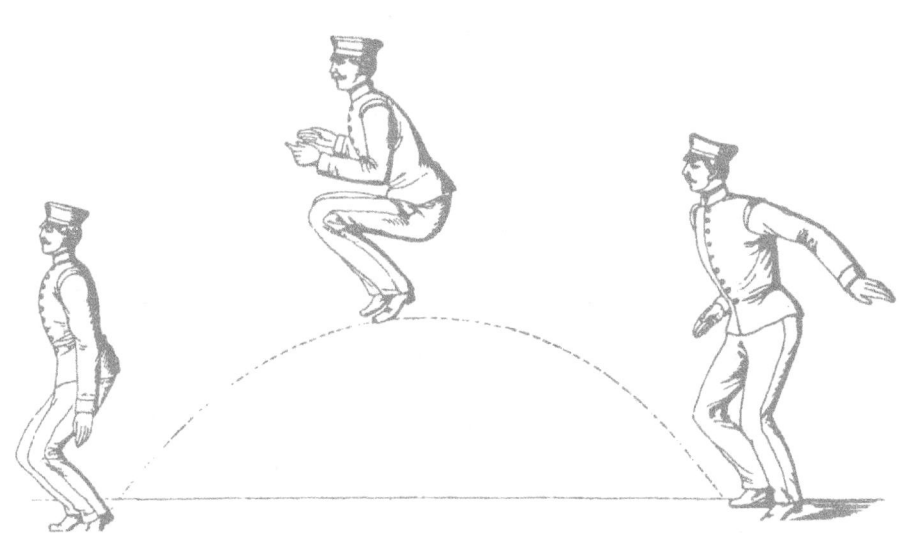

Hampelmann

Eine spezielle Sprungübung ist der Hampelmann. Noch bekannt aus dem Schulsport, wird hier der ganze Körper trainiert, ähnlich wie beim Seilspringen. Die Technik ist bekannt? Wenn nicht: in einer gleichmäßigen, raschen Bewegung springt man mit beiden Füßen auseinander, gleichzeitig bewegt man die gestreckten Arme über die Seite nach oben und klatscht die Hände aneinander (man muss nicht klatschen, aber es macht mehr Spass). Mit dem nächsten Sprung werden die Beine wieder geschlossen und die Hände klatschen auf die Oberschenkel. Wiederholen!

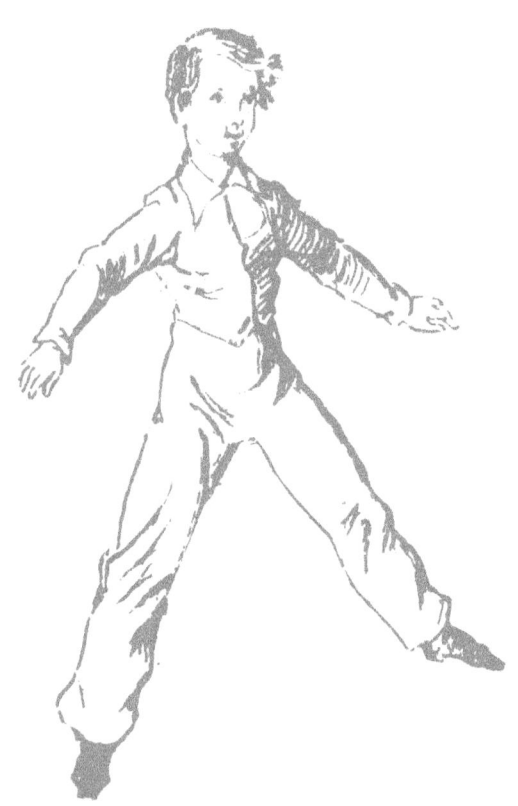

Kniebeugen

Ein Klassiker. Das Bild zeigt eine schlechte Ausführung: das Gewicht sollte sich Richtung Fersen konzentrieren, Füße etwa schulterbreit nach vorne/ schräg ausgerichtet. Die Füße ganz aufsetzen, nicht auf Fußspitzen. Dabei das Gesäß nach hinten, Rücken gerade und die Knie sollten nicht über die Zehen nach vorne geschoben werden. Der Winkel zwischen Oberschenkel und Unterschenkel sollte nicht weniger als 90 Grad betragen. Wenn 30 Sekunden zu einfach sind, probieren Sie mal gaaanz langsam zu üben und vielleicht auch in der tiefen Stellung zu verweilen. Auch einfache Gewichte sind denkbar: Gewicht vor die Brust halten, Rücken gerade halten.

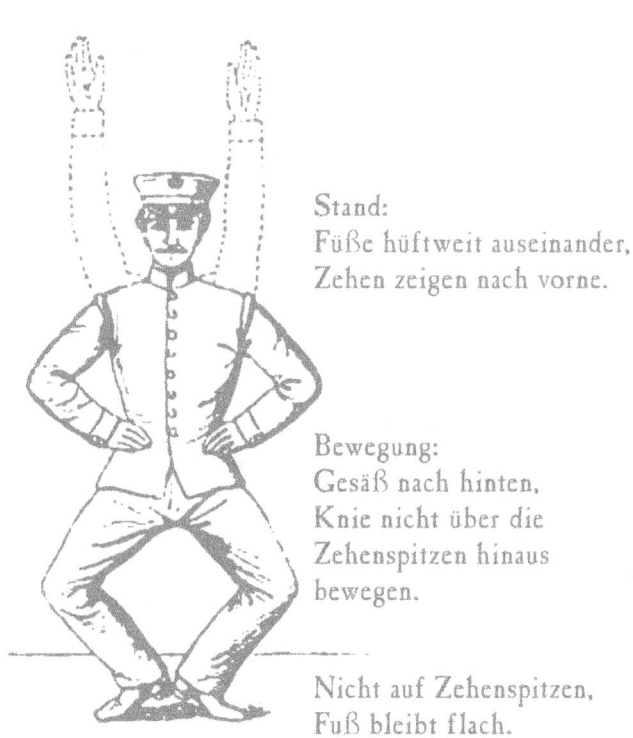

Stand:
Füße hüftweit auseinander,
Zehen zeigen nach vorne.

Bewegung:
Gesäß nach hinten,
Knie nicht über die
Zehenspitzen hinaus
bewegen.

Nicht auf Zehenspitzen,
Fuß bleibt flach.

Zugmuskulatur

Klimmzug

Der Klassiker der Zugmuskulatur ist der Klimmzug. Mir ist klar, dass ein Klimmzug für viele absurd erscheint. Ich habe für meinen ersten freihängenden Klimmzug zwei Jahre Aufbau gebraucht. Aber es gibt Varianten. Der Klimmzug wird an einer stabilen Stange ausgeführt, kann aber auch an einer Türe, Treppe oder ähnlichem ausgeführt werden. Wichtig ist dabei die Stabilität. Für den Einstieg kann man einen Stuhl unterstellen und die Beine mit drücken lassen. Wichtig ist hierbei, dass sich die Arme und der Rücken trotzdem intensiv anstrengen. Die Hände können aus verschiedenen Richtungen greifen (wie in der Abbildung schön zu sehen) - hierbei werden jeweils andere Muskeln trainiert.

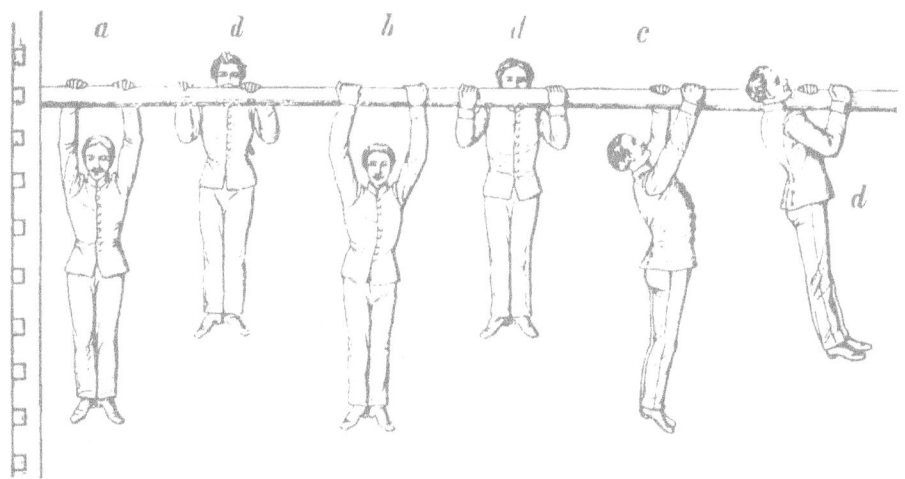

Ruderzug

Stellen Sie sich mit gebeugten Beinen an eine Tür oder ein Geländer. Bei einer Türe steht ein Bein links vom Türblatt, das andere rechts davon und Sie greifen dir Klinke. Bei einem Geländer wird dieses mit den Händen gegriffen. Anschließend lassen Sie sich nach hinten sinken, bis die Arm gestreckt und die Beine im rechten Winkel gebeugt sind und ziehen sich dann wieder zurück.

Tischrudern

Legen Sie sich <u>unter</u> einen stabilen Tisch, greifen Sie von unten die Tischkante. Diese sollte direkt über ihren Schultern sein. Die Füße können entweder unter dem Tisch liegen oder der Kopf - dies bestimmt die Griffhaltung und (wie beim Klimmzug) welche Muskeln angesprochen werden. Sie können die Beine anwinkeln oder strecken, wobei gestreckt schwieriger ist. Ziehen Sie nun langsam und kontrolliert den Brustkorb zu Ihren Händen und senken sich wieder zum Boden ab.

Rudern im Stehen

Winkeln Sie ihre Beine leicht an und beugen den Rücken gerade nach vorne bis er fast parallel zum Boden ist, aber so gerade wie möglich. Ihre Arme hängen mit einem Gewicht, zum Beispiel einer Hantel, in Richtung Boden.

Variante 1: Ziehen Sie nun das Gewicht seitlich an die Hüften, Ellenbogen bleiben nahe am Körper, und senken Sie das Gewicht wieder kontrolliert zurück.

Variante 2: Bewegen Sie die Ellbogen seitlich nach oben, so dass Schultern und Oberarme eine Linie bilden und senken das Gewicht dann wieder ab.

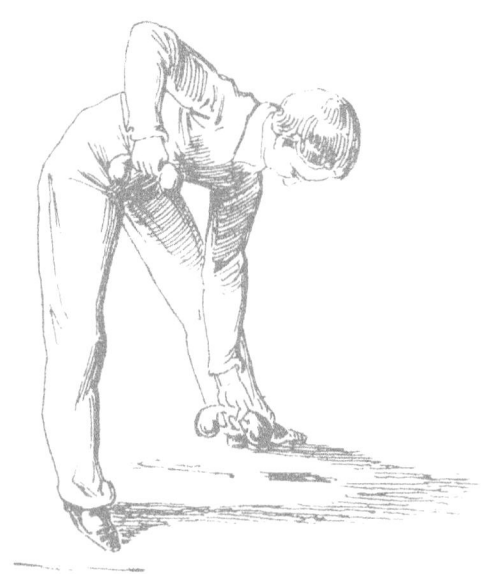

Drückmuskulatur

Liegestütz

Der Liegestütz ist die Drücksübung schlechthin. Hier sollte der Körper gerade und die Rumpfmuskulatur gespannt sein (kein Hohlkreuz). Schön langsam ausführen. Sollte der Liegestütz zu anspruchsvoll sein, machen wir den Liegestütz an einer erhöhten, stabilen Stelle: Stuhl, oder noch einfacher Tisch oder Fensterbank. Als leichteste Variante ist auch ein Abstützen an der Wand möglich. Als Erleichterung können auch die Knie auf dem Boden abgesetzt werden - wobei hier ein Teil der Ganzkörperstreckung verloren geht.

Sollte die normale Variante zu leicht sein, kann man die Geschwindigkeit verlangsamen und damit die Intensität erhöhen. Auch eine instabile Auflagefläche erhöht die Intensität stark: Hände oder Füße auf einen Medizinball, Gym Ball, etc.. Den Rücken <u>nicht</u> durchhängen lassen!

Stellt man die Füße erhöht, werden die Schultern- und die Nacken-muskulatur stärker beansprucht.

Eine Stützstellung rückwärts gehalten wirkt sich sehr positiv auf die Schulter-muskulatur und -beweglichkeit aus.

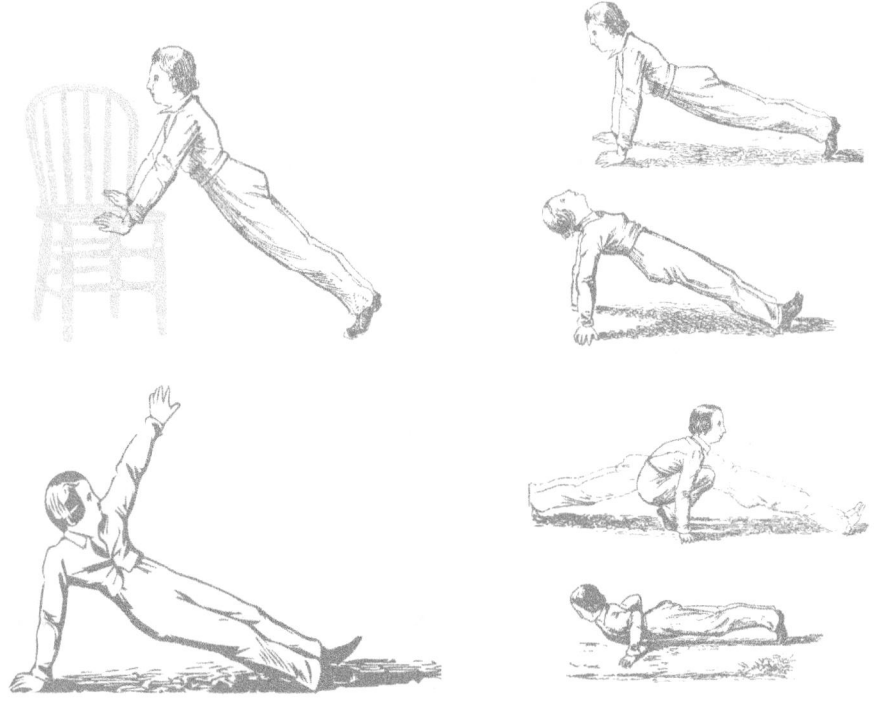

Stützsprung

Diese Übung funktioniert natürlich nur, wenn ein entsprechend stabiles Instrument zum Abstützen vorhanden ist. Hierfür eignen sich Dippstangen und gegebenenfalls Geländer, aber bitte nicht auf der anderen Seite herunterfallen...
Man springt hoch bis die Arme das Körpergewicht gestreckt halten und senkt sich dann Richtung Boden zurück. Die Übung kann intensiviert werden, indem das Herabsenken kontrolliert und langsam vollzogen wird. Die Schultern sollten gestrafft sein und nicht durchhängen.

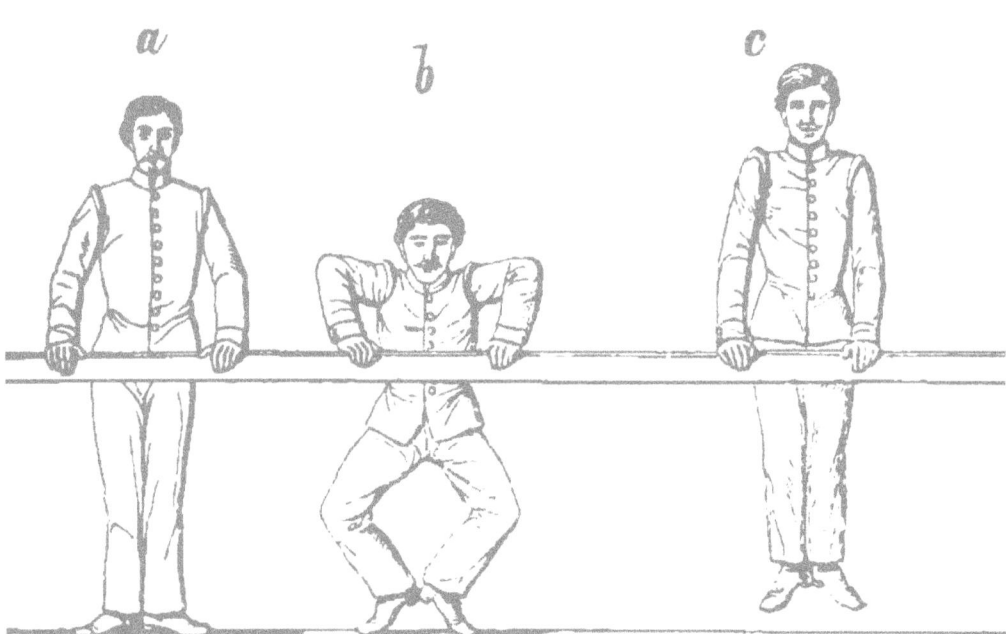

Drücksübungen mit Gewichten

Da die Auswahl der Drückübungen ohne Gewichte beschränkt erscheint, hier noch ein Hinweis zum Üben mit Gewichten. Ich schreibe „erscheint", weil die beschriebenen Variationen der Stützübungen eigentlich ausreichend trainieren und man sich nach Belieben weitere Variationen überlegen kann.

Schulterdrücken

Hierbei werden die Gewichte von einer angewinkelten Stellung mit den Oberarmen seitlich auf Schulterhöhe zur gestreckten Haltung hoch gedrückt.

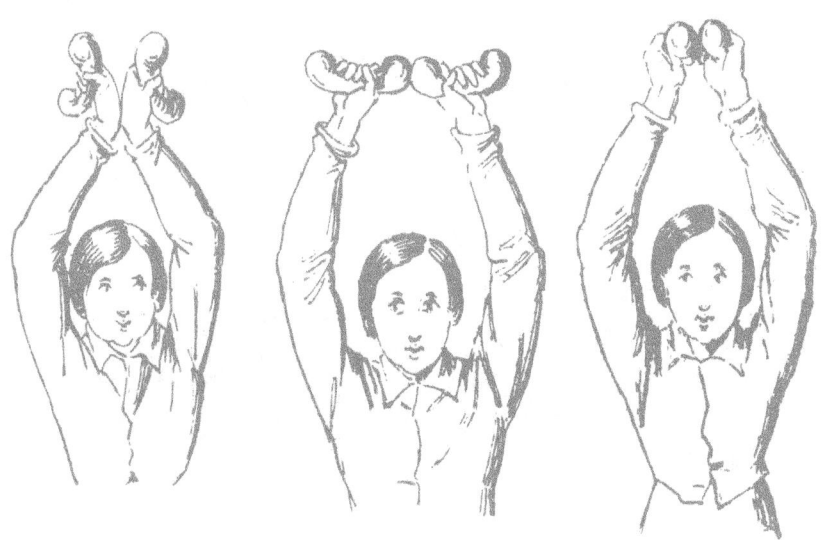

Bankdrücken

Man liegt rücklings auf einer Bank und hält die Gewichte auf Brusthöhe neben der Brust. Nun drückt man die Gewichte kontrolliert nach oben, bis die Arme gestreckt sind. Also von über Brusthöhe nach oben, die unterste Stellung sollte nicht unter der Brust sein. Langsam und sauber ausführen, kein zu schweres Gewicht nehmen.

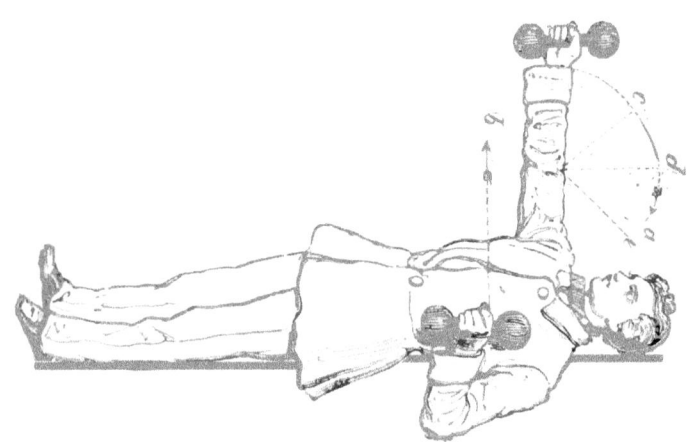

Balance-Übungen

Die Balance der Körperhaltung ist für die Gesunderhaltung unseres Körpers von größter Bedeutung. Gut geschulte Balance verhindert Verletzungen durch Stürze oder „Umtreten", und Balance-Übungen sind ein wunderbares Training für kleinste Muskelpartien, die bei normalem Krafttraining oft nicht beansprucht werden. Das Tolle ist, dass man Balance-Übungen leicht durchführen kann und sehr schnell Erfolge sieht. Also eine echte Aufgabe für Prinzen.

Eine ganz einfache Balance-Übung ist das Stehen auf einem Bein. Dabei kann das andere Bein gestreckt werden, man kann die Füße kreisen, ganz wie man möchte (man kann das auch beim Zähneputzen machen oder beim Warten auf die Bahn oder im Aufzug). Eine Minute pro Seite sollten genügen. Wem das zu einfach wird, der kann bei der Übung die Augen schließen. Voilà - fertig ist der ausbalancierte Prinz.

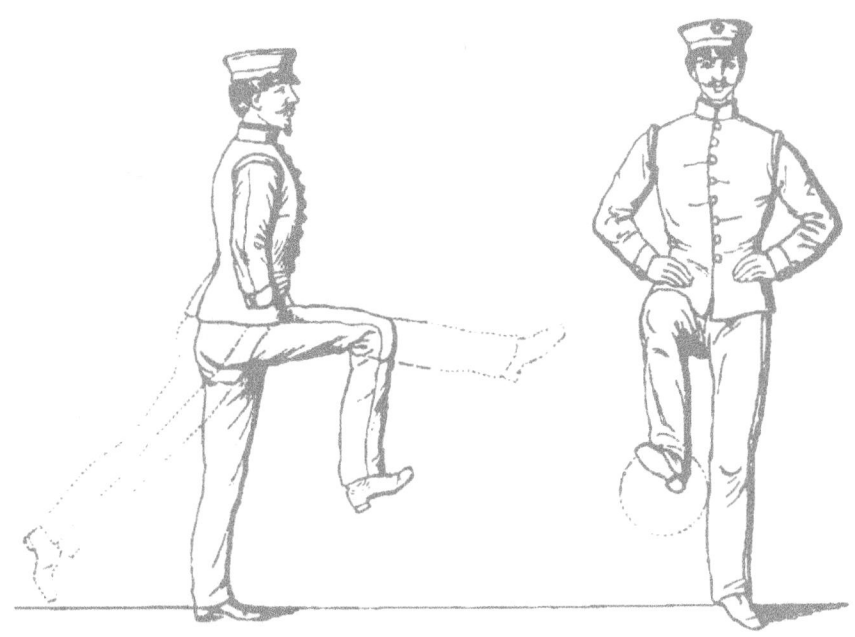

Die Haltung

Unter Haltung kann man sowohl die geistige, als auch die körperliche Haltung verstehen - und beide hängen zusammen. Der körperlichen aufrechten Haltung folgt auch die innere Haltung. Trauer führt dazu, dass wir uns vornüber beugen und klein machen - wenn wir dem mit einer Aufrichtung und einem Blick nach vorne und oben begegnen, wird die Trauer gemindert. Damit möchte ich nicht sagen, dass wir Trauer bekämpfen sollen, sondern vielmehr, dass unsere Haltung direkten Einfluss auf unser Befinden hat. Um sein Gefühl positiv zu beeinflussen nutzt der Prinz die Kraft der aufrechten Haltung. Alle Übungen bisher sind dazu gemacht, die aufrechte Haltung zu fördern. Aufrecht wie ein Prinz.

3.2 Die Füße

"Um also sein Glück, seine Gesundheit und sein Leben möglichst lange zu erhalten, ist eine vernünftige Abhärtung der Füße geboten." Sebastian Kneipp

Kneipp legte großen Wert auf die Füße. Ich weiß nicht genau, wie Prinz Luitpold es mit dem Barfußlaufen hielt. Ich persönlich bin ein Fan vom Barfußlaufen. Das ist wieder mehr Zufall als Planung. Im Jahr 2015 habe ich eine epische Wanderung unternommen: die Durchquerung des Europäischen Kontinents von Meer zu Meer. Aus Zeitmangel haben meine Wandergefährten und ich uns eine der schmalsten Stellen ausgesucht: Dänemark von Ostsee zu Nordsee. Nur für das Protokoll: es zählt trotzdem! Jedenfalls waren das recht viele Kilometer an einem der zweieinhalb Tage und mein Bewegungsapparat fing an zu zicken. Nicht zum ersten Mal in meinem Leben, wahrscheinlich nicht zum letzten Mal. Die Achillessehne plagte mich sehr. Über die Jahre ist mein Gepäck immer leichter geworden und mit ihm wurden es auch die Schuhe. Das hätte die Sache eigentlich besser machen sollen. Dazu waren die Schuhe noch super gepolstert und bequem. Aber laufen konnte ich trotzdem nicht oder kaum mehr. Ich stellte fest, wenn ich die Schuhe auszog, ging es ein wenig besser. Nun, ich habe es geschafft, sonst könnte ich die Zeilen hier nicht schreiben, aber noch am Flughafen schmiss ich meine teuren Laufschuhe in den Müll. Und zwar bevor ich eine Alternative hatte. Ich fand einen Schuhladen und kaufte mir niedrige Halbschuhe. Das war erträglich. Aber zu Hause angekommen las ich mich ein und stellte fest: Es gibt unglaublich viele Menschen mit Gelenkproblemen und oft sind die Schuhe die Ursache. Über das Thema lohnt sich ein eigenes Buch - jedenfalls war die Lösung vieler diese Probleme das Barfußlaufen. Da man sehr seltsam angesehen wird, wenn man als Hotelier (oder überhaupt) ohne Schuhe durch die Gegend spaziert, legte ich mir probeweise ein paar Barfußschuhe zu. Das ist zwar nicht hundertprozentig ideal, da der Fuß trotzdem zu wenig Luft bekommt, aber die Verbesserung war unglaublich. Dänemark waren 70 Kilometer - im Jahr darauf machten wir eine 120 Kilometer Wanderung (South West Coast Path in Wales - wunderschön) - und ich erstmals mit Barfußschuhen. Und ich war erstmals ohne jegliche Beschwerden unterwegs.
Ein Wort der Warnung: Wenn man mit dem Barfuß laufen anfängt, ist der Bewegungsapparat nicht daran gewöhnt. Das heißt, man bekommt erstens einen höllischen Muskelkater und riskiert zweitens Verletzungen am Fuß. Daher sollte man langsam anfangen und sich allmählich steigern. Ich habe es mit dem genannten Lauftraining gemacht und es ging prima.

Mittlerweile tragen übrigens auch eine meiner Schwestern und ein guter Freund häufig Barfußschuhe und schwören darauf. Mein Sensei-Onkel (Mediziner) trägt sogar Barfuß-Zehenschuhe.

Ergänzung in der 2. Auflage: neueste medizinische Studien weisen darauf hin, dass Barfußschuhe weder weniger noch mehr Verletzungen hervorrufen, sondern andere. Das relativiert das gehen in Barfußschuhen. Die Füße Temperaturreizen auszusetzen bleibt davon allerdings unbeeinflußt (und ich trage sie weiterhin).

"Weil das Barfußgehen ein so vorzügliches Mittel ist, die Füße abzuhärten, sind diejenigen glücklich, welche vermöge ihres Berufes im Sommer häufig barfuß gehen, wie die Landleute, weil sie dadurch ihrer Gesundheit sehr nützen." Sebastian Kneipp

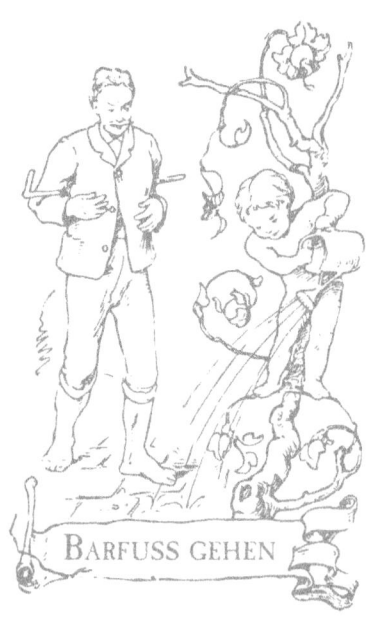

BARFUSS GEHEN

3.3 Der Geist

Der Geist eines Prinzen ist klar und rein wie ein Gebirgssee. Er hat einen messerscharfen Verstand und ist durch nichts aus der Ruhe zu bringen. Toll, oder? Natürlich ist unser Leben oft turbulent. Anforderungen von Beruf und Familie, Nöte, Ängste, Ärgernisse. Da ist es nicht immer leicht prinzlich zu bleiben. Ich denke, die Anforderungen an einen Monarchen sind da nicht wesentlich geringer gewesen. Wie also erreicht man das Idealbild des Prinzen, ruhig und klar? Ein Prinz verfügt über Techniken der Stressbewältigung und Beruhigung des Geistes.

Über Prinzregent Luitpold ist bekannt, dass er abendlich Patiencen legte. Patiencen sind nichts Okkultes - es ist ein Kartenspiel für eine Person. Solitaire am Computer ist wohl die bekannteste Patience. Diese Form der aktiven Meditation hat ihm sicher geholfen so ruhig und besonnen zu bleiben, wie er in Erinnerung geblieben ist. Mehrere Aufnahmen des Prinzregenten zeigen ihn auch betend. Je nach Glauben kann ein Prinz beten um sich zu sammeln oder meditieren. Ich persönlich meditiere, wobei bereits wenige Minuten für mich einen riesengroßen Unterschied machen. Ich stelle mir den Timer auf meinem Handy auf sieben Minuten (empfohlen wird für die Meditation zwischen 15 und 30 Minuten, aber das ist mir zu lange). Ich sitze sehr aufrecht auf dem Boden. Hier sind Hilfsmittel wie Matten, Rollen oder sich an eine Wand anlehnen für Meditationsanfänger sicher hilfreich. Dann lenke ich meine Aufmerksamkeit auf den Atem. Gedanken, die einem dabei in den Kopf kommen, lässt man zwanglos weiterziehen - im Gegensatz zu krampfhaftem Verdrängen. Man hängt den Gedanken nicht nach. Wenn ich sehr unruhig bin, stelle ich mir Licht vor- entweder davon beschienen zu sein oder leuchtend vor dem geistigen Auge. Während ich dies schreibe, kommt es mir so vor, als gebe ich Ihnen mein wertvollstes Geheimnis preis. Ich tue dies gerne. Ich bin mir aber bewusst, dass Meditation nicht für jeden gemacht ist. Bedenken, dass man zu unruhig ist, Vorurteile oder eine gewisse Skepsis halten einen davon ab. Meditation wurde im christlichen Abendland seit der Inquisition nicht mehr sehr häufig betrieben und ist beinahe gänzlich verschwunden. Erst der Einfluss von Yoga und Buddhismus haben sie wieder in unser Leben getragen. Das heißt aber nicht, dass Meditation nicht zu unserem Kulturschatz gehört. Der edle Prinz, der Sie gerade werden, nutzt auf jeden Fall eine Geheimwaffe zur Klärung des Geistes und die Wahl liegt bei Ihnen selbst. Dass Prinzregent Luitpold meditiert hat ist eher unwahrscheinlich. Um uns also seine Kraftreserven und Geisteserquickung anzueignen, wenden wir uns einer Patience als Beispiel zu.

Nestor Patience

Als praktische Meditation eignen sich Patiencen. In der Vorbereitung zu diesem Buch habe ich meine erste Patience gelegt und war begeistert, wie viel Spaß das machte. Als erstes habe ich mir die wirklich sehr einfache "Nestor - Patience" angesehen. Es gibt nicht sehr viele gute Anleitungen - ich habe das Buch "Kerns illustriertes Buch der Patiencen" von 1895 zu Rat gezogen.

Man nimmt sich ein volles Blatt, also 52 Karten, und mischt sie gut durch. Man hält die Karten mit den Bildern nach unten in der Hand. Dann legt man acht Karten in einer Reihe offen nebeneinander und beginnt mit einer zweiten Reihe, dann weitere, bis sechs Reihen daliegen. Dabei entstehen Spalten. Pro Spalte (nicht pro Reihe) darf jeder Kartenwert nur einmal vorkommen. Also beispielsweise nur ein König - wenn ein weiterer König in einer Spalte auftaucht, wird die Karte unten in den Handstapel genommen. Wenn alle sechs Reihen liegen bleiben vier Karten im Handstapel übrig. Diese dienen als Ersatzkarten.

Nun wird abgeräumt: Man nimmt jeweils zwei Karten mit dem gleichen Kartenwert weg und legt sie auf einen Extrastapel. Man darf nur Karten wegnehmen, die frei am unteren Ende der Spalten liegen. Wenn keine freien Karten weggenommen werden können, prüft man eine nach der anderen Handkarte. Wenn alle Karten abgeräumt sind: Hurra! Die Patience ist aufgegangen. Wenn nicht: schade - neuer Versuch.

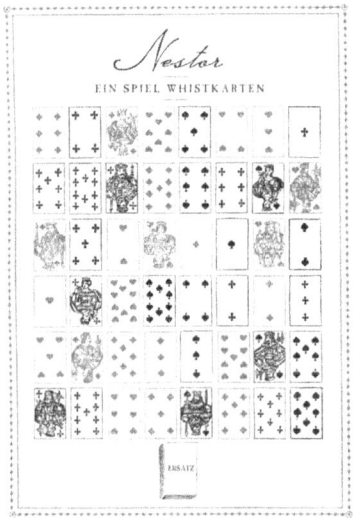

Schlaf

Die Wichtigkeit von Schlaf ist hinreichend bekannt. Der Prinzregent war dafür bekannt, relativ wenig zu schlafen - allerdings erzählt man sich, dass er dies gerne bei Kabinettssitzungen nachholte. Jedenfalls sind wir nicht wir selbst, wenn wir schlecht schlafen - und fühlen uns auch nicht wie ein Prinz. Wir brauchen erholsamen Schlaf, um diesen ausgeglichenen und klaren Geist kultivieren zu können. Die Länge des Schlafes ist dafür nicht ausschlaggebend.

Hier einige Empfehlungen für erholsamen Schlaf:

- Nicht auf das Abendessen verzichten
- Kohlenhydrate am Abend wirken schlafförderlich
- Abends gerne auch ein entspannendes Bad
- danach kalte Kniegüsse
- Morgens gleich aufstehen, sich mit Güssen und Waschungen erfrischen
- in kühlem Raum schlafen
- tagsüber für Bewegung sorgen

Ein wahrer Prinz lässt sich aber auch von schlechtem Schlaf nicht davon abhalten, seinen Tag in vollen Zügen zu genießen.

Edel sei der
Mensch,
hilfreich & gut.

J OHANN W OLFGANG G OETHE

KAPITEL № 4

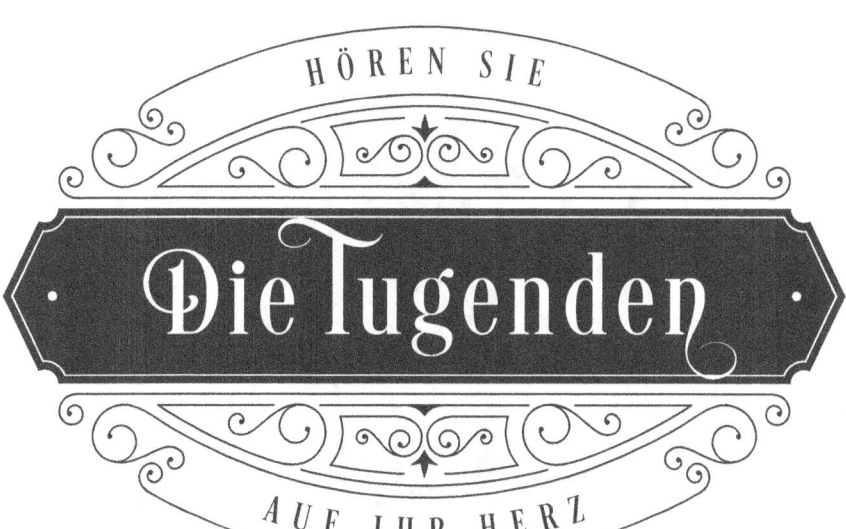

HÖREN SIE

Die Tugenden

AUF IHR HERZ

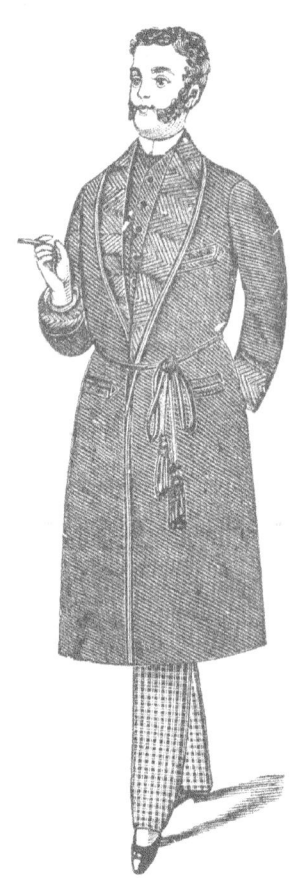

4

Hören Sie auf Ihr Herz

Prinzliche Tugenden sind die Charaktereigenschaften, die den echten Prinzen so beliebt machen. Sie sind Ausdruck einer hervorragenden Kinderstube und Selbstdisziplin. Jeder Mensch möchte die prinzlichen Tugenden in anderen Menschen sehen. Und jemand, der solche Tugenden hat, wird zuweilen ratlos angesehen - wie kann jemand nur so gut sein? Aber ich verrate Ihnen ein Geheimnis: der Prinz macht das nicht nur für die anderen, sondern auch für sich selbst! Wer den prinzlichen Tugenden folgt, der erfährt mehr innere Ruhe, Dankbarkeit und Glück. Er muss seine Seele und seinen Geist nicht mit kleinen und unwichtigen Dingen belasten.

Die hier aufgeführten Tugenden sind eine Kombination der ritterlichen Tugenden aus dem europäischen Mittelalter, der zehn Tugenden des Buddhismus und der Yama und Niyama aus dem Yoga - hier gibt es viele Überschneidungen - man könnte also von universalen Tugenden sprechen:

Die Tugenden sind
- ❖ Mut
- ❖ Freundlichkeit
- ❖ Wahrhaftigkeit
- ❖ Großzügigkeit
- ❖ Bescheidenheit
- ❖ Nachsicht
- ❖ Gerechtigkeit
- ❖ Treue
- ❖ Pflichtbewusstsein
- ❖ Fleiß
- ❖ Genussfähigkeit
- ❖ Zuversicht

Zu den Tugenden im Einzelnen:

Mut

Der Prinz nimmt seine Herausforderungen mutig an. Die gymnastischen Übungen, die Nahrung, die frische Luft und Sonne fördern das Selbstvertrauen und den Mut. Jeder bewundert und beneidet den Mutigen für diese Eigenschaft.

Nachdem wir optimale Rahmenbedingungen geschaffen haben, hier ein paar Tips seine mutige Seite zu entdecken:

- Disziplinieren Sie sich - sagen Sie sich, dass Sie mutig sind und machen Sie (für Leib und Leben ungefährliche) Dinge, vor denen Sie sich fürchten.
  Sprechen Sie zum Beispiel unbekannte Personen an
  Legen Sie sich an einem belebten Platz auf den Boden
  Sagen Sie "nein".
  etc.
- Stellen Sie sich das Schlimmste vor, was passieren kann, wenn Sie etwas tun - und malen Sie sich aus, was Sie tun würden, wenn das Schlimmste eintritt.
- Stellen Sie sich die positiven Wirkungen des Handelns vor.

Nehmen Sie Ihren Mut zusammen und setzen die Reise fort zur nächsten Tugend...

Freundlichkeit

Freundlichkeit bedeutet zunächst seinem Gegenüber (und sich selbst) wie ein Freund zu begegnen. Der Prinz handelt aus einer positiven Grundhaltung heraus und vermeidet Verletzungen. Er baut Nähe und Verbundenheit zu anderen Menschen auf und behandelt sie stets zuvorkommend und höflich. Es ist angenehm, mit freundlichen Menschen zu tun zu haben.

Freundlichkeit ist mit Mut zusammen die wichtigste Tugend. Wenn andere Tugenden nicht in Verbindung mit Freundlichkeit ausgeübt werden, sind sie wertlos. In dem schönen Buch „Wie man Freunde gewinnt" von Dale Carnegie beschreibt dieser, dass der beste Weg Freunde zu gewinnen der ist, sie zu verstehen und sich in sie hinein zu versetzen. Freunde gewinnt der, der den Tugenden folgt.

Wahrhaftigkeit

Wahrhaftigkeit ist mehr als nur Wahrheit. Ein wahrhaftiger Prinz ist ehrlich zu sich selbst und anderen. Er gesteht sich auch unangenehme Wahrheiten ein. Wahrhaftigkeit betrifft auch die Gedanken und das Handeln des Prinzen. Es geht nicht darum, anderen die empfundene Wahrheit aufzudrängen: Wahrhaftigkeit ist eine Tugend, die hauptsächlich uns selbst betrifft. Das Wort des wahrhaften Prinzen hat Gewicht, so dass er jeden Tag in den Spiegel sehen kann. Er muss sich keine Versionen der Realität merken. Er ist sich selbst nah und erkennt seine Wahrheit. Wahrhaftigkeit sollte besonders stark mit Freundlichkeit in Verbindung gesetzt werden: Manchmal ist es besser nichts zu sagen, als eine verletzende Wahrheit.

Großzügigkeit

Großzügigkeit ist zu geben, ohne Dank oder Gegenleistungen dafür zu verlangen. Es gibt kaum etwas, was größere Glücksgefühle auslöst, als Großzügigkeit. Der Prinz hat von vielem im Überfluss und teilt daher gerne. Großzügigkeit ist auch eine Haltung des Geistes - man kann auch Meinungen und Äusserungen großzügig begegnen im Gegensatz zu besonders kritischer Betrachtung.

Prinz Luitpold schenkte gerne und großzügig - die Kinder freuten sich über seinen Besuch in den Bergen zu Jagdausflügen, weil er immer Würstchen spendierte. In der Brusttasche seiner Jacke führte er stets Havanna Zigarren mit sich, um sie zu verschenken. Heute ist es sehr einfach, großzügig zu sein. Spenden Sie einen geringen Geldbetrag an eine wohltätige Organisation und spüren Sie, wie gut das tut.

Anspruchslosigkeit

Der edle Prinz ist bescheiden - zu erkennen, dass man nichts braucht, führt zu großer Unabhängigkeit. Prinz Luitpold hat für seine Position sehr anspruchslos gelebt - dies drückte sich in seinem Tagesablauf (siehe Anhang) ebenso wie in seiner Kleidung aus. Prinz Luitpold war ein großer Bewunderer der alten Griechen - welcher philosophischen Schule er anhing, ist mir nicht bekannt - aber passend finde ich ein Zitat Epikurs:

" Die schönste Frucht der Selbstgenügsamkeit ist die Freiheit." Wenn ich also mir selbst genug bin, benötige ich nichts von außen - und damit bin ich unbestechlich und frei. Haben führt immer zu einer Bindung. Ich habe mir neulich zwei schöne, handgemachte Schlitten geleistet. Nun überlege ich mir bei jedem Rodelausflug, ob sie mir nicht entwendet werden, während ich in der gemütlichen Hütte sitze. Die Antwort lautet für den Prinzen nicht, dass er nichts besitzt. Sie könnte aber lauten, dass man sich der Bindung durch Besitz stets bewusst ist und eine Balance findet, zwischen dem Haben und der Freiheit.

Nachsicht

Eine vergebende Haltung ist Bestandteil der Tugenden eines Prinzen - und führt ebenfalls zu größerem Glück. Menschen, die leicht vergeben, sind glücklicher und gesünder als nachtragende Menschen. Auch hier handelt der Prinz wieder im Sinne aller und um seiner selbst Willen. Wie kann man Nachsicht praktizieren? Der erste Schritt ist, die Dinge aus der Sicht des anderen zu betrachten. Wenn man versteht, wie eine Handlung entstanden ist, kann man nachsichtiger sein. Eine weitere Strategie ist die Frage: „Was hat das mit mir zu tun?" Wenn uns Mitmenschen für eine Handlung oder eine Einstellung kritisieren, dann ist dies in erster Linie deren Problem. Der Prinz, der sich dieses Zusammenhanges stets bewusst ist, kann mit Gleichmut auf negative Ereignisse reagieren.

Gerechtigkeit

Natürlich ist der edle Prinz gerecht. Allerdings nicht auf Kosten der anderen Tugenden - sondern im positiven Sinne. Jedem das seine, keine Bereicherung auf Kosten anderer. Gerecht ist zum einen das, was gesetzlich geregelt ist - aber darüber hinaus liegt Gerechtigkeit im Auge des Betrachters. Wenn es um die Verteilung von Essen bei meinen Kindern geht, bedeutet Gerechtigkeit, dass jeder, bis auf die Nudel genau, das selbe erhält wie der andere. Eine tiefere Bedeutung von Gerechtigkeit würde allerdings den Kalorienbedarf und den Hunger bei einer gerechten Verteilung berücksichtigen. Daher versetzt sich der Prinz in andere Menschen hinein und versucht stets gerecht zu handeln.

Treue

Der edle Prinz hält seinen Gefährten die Treue und steht ihnen in ihren Kämpfen bei. Er hört zu und ist da und interessiert sich aufrichtig für seine Mitmenschen. Er übt alle anderen Tugenden besonders bei seinen Gefährten. Gefährten sind alle Freunde und Familie, die uns auf unserer Heldenreise begleiten, die also in unserem Leben an unserer Seite sind. Treu ist der edle Prinz auch sich selbst. Er würde niemals gegen seine Prinzipien handeln.

Pflichtbewusstsein

Die beliebte moderne Anschauung, dass jeder tun soll, was er will, ist nicht unbedingt die Sache des Prinzen. Er hat eine Aufgabe und erfüllt diese bestmöglich. Stellen Sie sich vor, der Märchenprinz entdeckte tief in sich, dass er gar keine Lust hat, die Prinzessin vor dem Drachen zu retten? Undenkbar! Ich sage nicht, dass man seine Träume nicht verwirklichen und sein Potential nicht ausschöpfen soll. Das darf aber nicht zu sprunghafter Aufgabe unserer Verpflichtungen und Versprechungen führen, da daraus nur neue Unsicherheit entstehen würde. Außerdem lenkt eine unablässige Suche nach einer höheren Bestimmung von unserem wahren Leben ab. Der Prinz stellt sich fröhlich und optimistisch seinen Aufgaben, ohne sich darin zu verlieren.

Fleiß

Ein Prinz ist fleißig. Das bedeutet, dass er beharrlich seiner Arbeit nachgeht. Arbeit bedeutet jede Form von sinnstiftender, schöpferischer Tätigkeit - es geht also auch um Arbeit nach unserem Erwerbsleben. Fleißig sein bedeutet sich regelmäßig seinen Aufgaben zu widmen, mit einem angemessenen Zeitaufwand. Erholung und Muße sind unbedingt notwendig - der Prinz lebt dies in einem geordneten Gleichgewicht.

Genussfähigkeit

All diese Tugenden erscheinen wie eine große Aufgabe und Bürde. Dann auch noch Verzicht und Sport - puh. So ein Programm kann nur durchhalten, wer sich hin und wieder etwas gönnt. Und dann auch genießt. Das Glas Wein, die köstliche Praline mit vollem Bewusstsein als Genuss wahrnehmen ist ein wichtiger Teil eines erfüllten Prinzenleben. Und diese kleinen Genussmomente werden um so intensiver, je seltener sie sind.

Zuversicht

"Am Ende wird alles gut. Wenn es nicht gut ist, dann ist es noch nicht das Ende." Dieser schöne Spruch von Oscar Wilde könnte von einem wahrhaften Prinzen stammen. Ein Prinz hofft auf das Beste, ist aber auch auf schlimme Entwicklungen vorbereitet. Eine positive Sicht auf die Zukunft hilft ihm dabei, seine Ziele zu erreichen. Außerdem ist es viel angenehmer zuversichtlich zu sein. Angst und Bedenken machen unser Leben ja nicht besser. Daher übt sich der Prinz in Zuversicht.

Oh tugendhafter, edler Prinz - jetzt wird es richtig toll - jetzt gibt es die mächtigen Geheimwaffen!

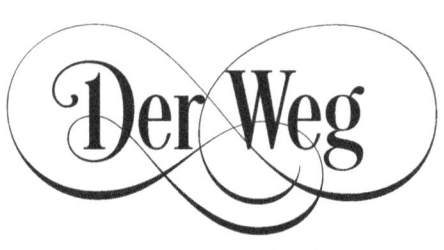

ist das Ziel.

KONFUZIUS

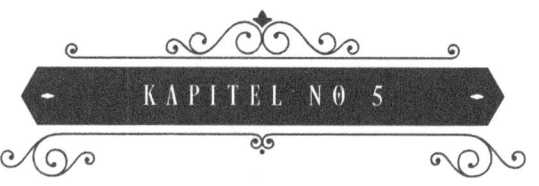

KAPITEL N0 5

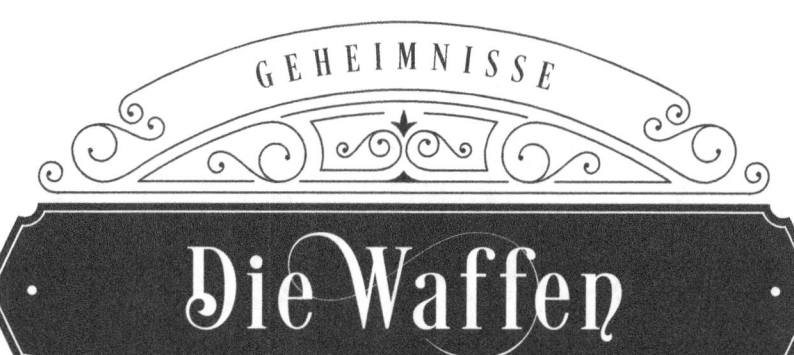

GEHEIMNISSE

Die Waffen

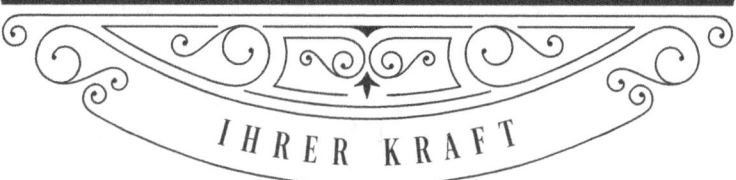

IHRER KRAFT

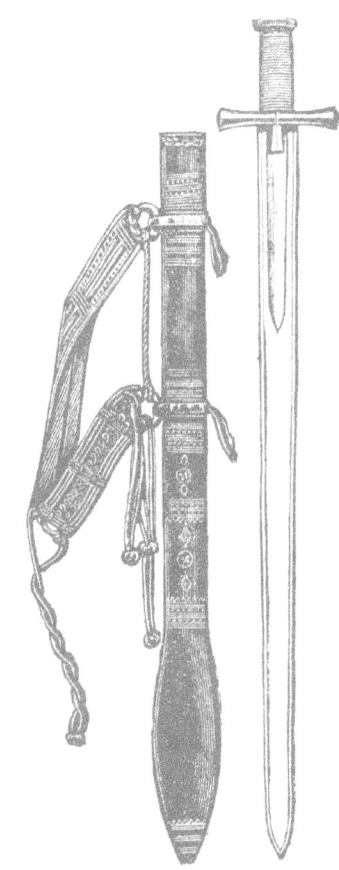

5

Geheimnisse Ihrer Kraft

5.1 Wasser

Wasser klingt hier natürlich erstmal wie eine Mogelpackung. "Wie, Wasser? Ich dachte ich kriege einen Zaubertrank! Oder wenigstens köstlichen Wein." So könnten Sie sagen. Und vor nicht vielen Jahren hätte ich Ihnen sicher zugestimmt. Aber das hat sich gründlich geändert. Bereits mit 18 Jahren litt ich an Bluthochdruck wegen Übergewicht. Obwohl „Leiden" eigentlich nicht das richtige Wort ist, weil ich mich pudelwohl fühlte. Ich habe die Tatsache, dass das Gewicht und der hohe Blutdruck meiner Gesundheit nicht gerade förderlich war, lange ignoriert. Dann wurde ich aufgrund des Einstiegs in mein Familienunternehmen (ein Wellnesshotel im schönen Allgäu http://www.luitpoldbad.de) Privatpatient - und meine Werte wurden plötzlich höchst relevant. Ordentlich durchgecheckt bekam ich Tabletten verschrieben, die ich ohne Enthusiasmus, aber auch ohne nennenswerte Nebenwirkungen einnahm.

Da wir in besagtem Betrieb seit dem 19. Jahrhundert Anwendungen basierend auf den Lehren Kneipps anbieten, habe ich mich näher mit dem "Wasserdoktor" auseinandergesetzt. Ich staunte: sowohl einige Güsse als auch Bäder konnten bei hohem Blutdruck helfen - also probierte ich es aus. Ich machte Kniegüsse (und mache sie bis heute). Dabei maß ich den Blutdruck mit und ohne Güsse, mit und ohne Tablette und war überwältigt von den Ergebnissen. Es half tatsächlich! Mein Blutdruck sank mit den Kniegüssen stärker als mit dem Medikament. Nun ist das keine wissenschaftliche Studie - ich kannte ja alle Parameter, wollte, dass es funktioniert und glaubte daran. Aber Sie werden verstehen, dass ich seither ein Kneipp-Anhänger bin. Und die Anwendung war so einfach und ungefährlich, dass ich einen Teil der Lehren für zukünftige Prinzen als unerlässlich erachte. Medizinische Überprüfung haben andere übernommen und die Ergebnisse sind an vielen verschiedenen Stellen nachzulesen. Sie können die Anwendungen mitnehmen auf Ihrer Heldenreise und werden Sie sicher nützlich finden im Kampf gegen die mächtigen Gegner. Im Folgenden verwenden wir Wasser auf unterschiedliche Weise:

Trinken

Dass man Wasser trinken kann, ist ja nichts Neues. Dass man zu viel Wasser trinken kann, weiß man, seit 2015 ein junger Mann beim Ironman Wettbewerb in Frankfurt an zu viel Wasser starb. Trotzdem lohnt es sich, seine Trinkgewohnheiten zu hinterfragen und lieber etwas mehr Wasser zu trinken. Häufig trinken wir eher zu wenig, was zu Kopfschmerzen, Energie- und Konzentrationslosigkeit, Gewichtszunahme, um nur einige negative Folgen zu nennen, führen kann.

Denken Sie daran: ein echter Prinz trinkt ausreichend. Die individuelle tägliche Menge wird zur Zeit diskutiert. Auch Speisen enthalten Flüssigkeit. Bei bestimmten Formen der Herzschwäche kann eine Flüssigkeitsrestriktion angeordnet sein.

Mögliche Wirkungen von ausreichendem Trinken:

- Höhere Leistungsfähigkeit
- Weniger Hungergefühl
- Bessere Konzentrationsfähigkeit
- Besseres Erinnerungsvermögen
- Besseres Hautbild

Mit Wasser ist übrigens Wasser gemeint und nicht Wasser mit Zusätzen (ungesüßter Tee und CO_2 sind erlaubt). Natürlich trinkt ein Prinz auch mal Bier oder Wein. Ein Prinz trinkt aber so gut wie nie gesüßte Getränke. Es sollte eine feste, prinzliche Regel sein, nicht täglich alkoholische Getränke zu konsumieren. Wenn Sie bisher täglich Alkohol getrunken haben, lassen Sie diesen einmal für eine Woche weg und beobachten die Entwicklung von Gewicht und Befinden in dieser Zeit.

Baden

Menschliche Königreiche und Hochkulturen entstanden beinahe immer in der Nähe großer Wasserläufe. Das ist nicht besonders verwunderlich: der menschliche Körper hat im Vergleich zu vielen Tieren eine bemitleidenswerte Fähigkeit der Wasserspeicherung. Wenn nicht regelmäßig ausreichend Wasser getrunken wird, hat der Prinz im Diesseits keine Sorgen mehr.

Darüber hinaus haben viele menschliche Kulturen eine Badekultur entwickelt. Die Römer sind dafür bekannt. Sie haben an allen neu eroberten Orten und errichteten Siedlungen stets eine große öffentliche Badeeinrichtung gebaut. Bäder waren ein zentrales Element römischer Gesundheitsvorsorge.

Wir können das Schwimmen unter diesem Punkt erwähnen, welches eine sehr gesunde Bewegungsform darstellt und von Prinzregent Luitpold ausgiebig praktiziert wurde. Wie seinem Tagesablauf (siehe Anhang) zu entnehmen ist:

„Im Sommer pflegt Seine Königliche Hoheit, solange er in München weilt, von sieben Uhr morgens ab eine Stunde zu reiten und abends von sechs Uhr ab im Nymphenburger Park zu promenieren, wobei häufig, wenn es die Temperatur irgendwie gestattet – und Seine Königliche Hoheit sind dabei wirklich sehr abgehärtet – im Freien ein Schwimmbad, in welchem eine Strecke von gut hundert Metern mehrmals auch stromaufwärts durchschwommen wird, zu nehmen.“

Schwimmen steigert die Fitness, härtet ab und belastet die Gelenke nicht.

Im Gegensatz zum Schwimmen sind Wannenbäder beruhigende Anwendungen. Ein heisses Sprudelbad, zum Beispiel in einem Whirlpool, wird bei Verspannungen, Durchblutungsstörungen und nichtentzündlichem Weichteilrheumatismus angewendet. Außerdem ist es so angenehm!

Teilbäder können sehr wirkungsvoll angewendet werden. Hier sei als Wunderwaffe das kalte Fußbad (3 Minuten) genannt: Anwendung bei Durchblutungsstörungen, schweren Beinen, Schlafstörungen, Gicht, Knöchelprellung, Herzschmerzen, Kopfschmerzen, Nasenbluten.
Die warme Variante hilft bei Atemwegserkrankungen, Schlafstörungen, Verstopfungen und mehr.

Im Zweifelsfall bitte den Arzt konsultieren, ob Schwimmen und Baden möglich ist.

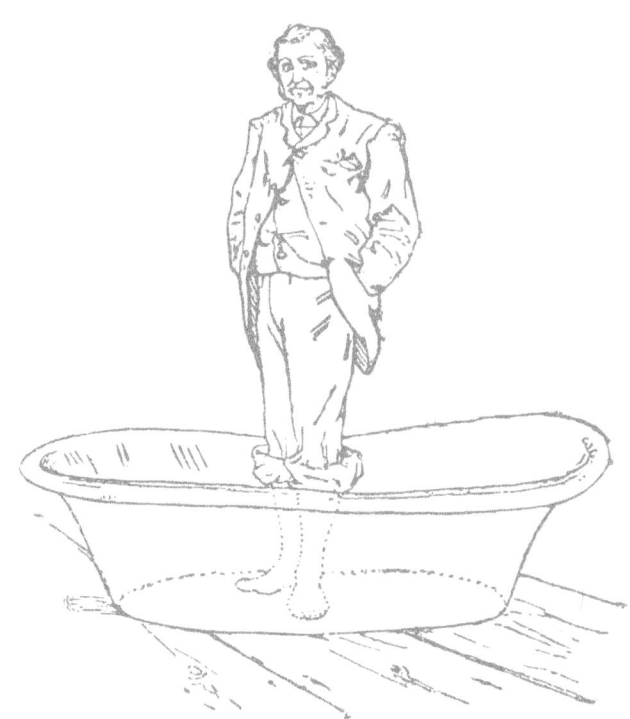

Gießen

Man kann mit Kneippschen Güssen tatsächlich Krankheiten behandeln. Hierzu empfehle ich allerdings andere Bücher zu Rate zu ziehen (z.b. "Das große Kneipp-Gesundheitsbuch"). Der Prinz konzentriert sich auf die vielfältigen positiven und präventiven Wirkungen der einfachen Anwendungen.

Kurze Reize mit kaltem Wasser wirken sich sehr positiv auf die Durchblutung aus und trainieren die Gefäße. Damit wird der Blutdruck reguliert und Verkalkung vorgebeugt. Aber auch die Anfälligkeit für Infektionen wird reduziert. Das heißt: durch kurze, tägliche Güsse werden Sie seltener krank. Das klingt doch nach einer Superheldenfähigkeit, oder? Andererseits hört man auch selten von Märchenprinzen, die wegen einer Schnupfennase nicht den Drachen besiegen können. Das Zauberwort heisst Abhärtung.

Hier nun die wichtigsten Kneippgüsse zum direkt anwenden:

Kneipp Güsse sind einfach anzuwenden. Zu Kneipps Zeiten wurden oft Gießkannen verwendet, um die Güsse zu verabreichen. Entsprechend sollte ein Wasserstrahl ohne viel Druck verwendet werden. Ein Gartenschlauch tut sicher gute Dienste - hier sollte das Wasser, wenn man den Schlauch nach oben hält, ca. eine Handbreit nach oben sprudeln. Ich denke, dass auch eine Dusche in weicher Einstellung für den Anfang in Ordnung ist. Oder man schraubt den Duschkopf ab, wenn man zu den Perfektionisten unter den Prinzen gehört.

Das Wasser sollte zwischen 10 und 15 Grad kalt sein - in Deutschland sollte man relativ gut hinkommen, wenn man den Wasserhahn kalt aufdreht. Bei uns in den Bergen ist das Wasser etwas kälter, aber wir sind ja auch ein zähes Völkchen.

Nicht kalt gießen, wenn einem kalt ist oder man fröstelt etc. In diesem Fall vorher erwärmen (leichte Gymnastik, warme Kleidung) oder ein Wechselguss - das heisst erst warm, dann kurz kalt gießen.

Kalter Kniequss

Mit dem rechten Bein am Fuß beginnend und langsam über die Aussenseite hinten ansteigend bis zum Knie und über die Innenseite und vorne wieder in Richtung Boden. Dann das andere Bein. Mehrfach wiederholen.

Der Kniequss wirkt blutdrucksenkend, durchblutungsfördernd, tonisierend und beruhigend.

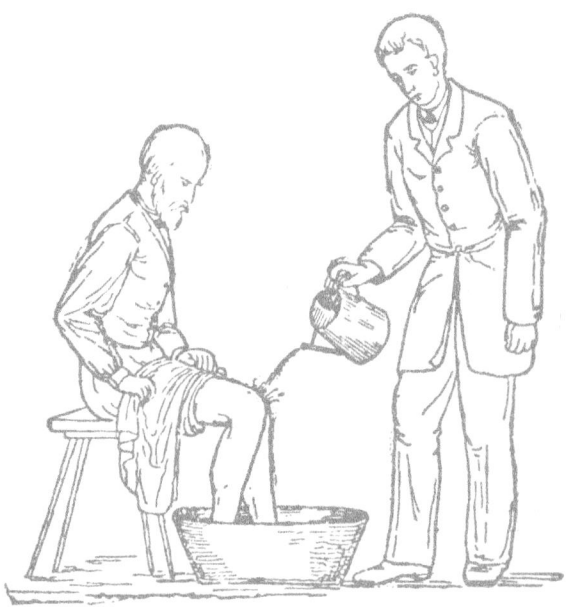

Armguss

Mit dem rechten Arm beginnen, von der Hand aussen bis zur Schulter und auf der Arminnenseite wieder zur Hand, dann der linke Arm. Mehrfach wiederholen.

Wirkt kreislaufanregend und erfrischend.

5.2 Luft

Mit der Luft ist es ja noch schlimmer als mit dem Wasser! Wie, Geheimwaffe? Nun, glauben Sie es mir: es ist eine, wirklich.

"Wem seine Gesundheit lieb und teuer ist, der biete das Möglichste auf, daß er in reiner Luft seine Zeit zubringe, und vermeide aufs sorgfältigste, schlechte, verdorbene Luft einzuatmen!" (Sebastian Kneipp)

Luft umgibt uns und gute Luft wird seit Jahrhunderten zur Heilung eingesetzt. Aber es ist nicht nur die Luft an sich, sondern WIE wir sie atmen. Nicht nur Kneipp hat das erkannt - auch im Yoga und Chi Gong spielt die Atmung eine zentrale Rolle. Ich stieß bei meinen Recherchen auf die großartige Arbeit des Deutsch-Englischen Arztes Dr. med. Herny Hughes, der bereits 1905 sein schönes „Lehrbuch der Atemgymnastik" veröffentlichte.
Wir können mit der Atmung direkt auf unser Hormonsystem einwirken und zwar mit unmittelbarer Wirkung. Das ist in der deutschen Sprache sogar sprichwörtlich verankert.

Erstmal tief durchatmen.

Es gibt viele tolle Übungen für die Atmung. Mit einfachen und sehr wirkungsvollen Übungen können sie in kurzer Zeit geradezu magische Kräfte freisetzen - versuchen Sie es:
Wenn Sie die Anweisungen der körperlichen Übungen mit den beschriebenen Atemrhythmen kombinieren, haben Sie bereits wertvolle Übungen absolviert, die Ihren Atemraum erweitern und Ihre Aufmerksamkeit für den Atem stärken. Achten Sie beim Atmen darauf, möglichst durch die Nase zu atmen. Achten Sie auch auf möglichst saubere Luft. Bevorzugt sollte immer Bauchatmung betrieben werden, da hier die größte Luftmenge aufgenommen werden kann. Zudem begünstigt die weit verbreitete sitzende Tätigkeit die Brustatmung, weshalb die Bauchatmung oft unterentwickelt ist.
Die Bauchatmung: der Bauch bewegt sich nach vorne („raus strecken") und macht so dem Zwerchfell Platz - der entstehende Unterdruck füllt die Lungen. Die Ausatmung erfolgt ohne Anstrengung - der Bauch wird wieder flach(er).

Die stressreduzierende Atmung:

Zählen Sie beim Einatmen langsam bis drei und beim Ausatmen in der selben Geschwindigkeit bis sechs. Teilen Sie sich den Atem so ein, dass er genügt. Achten Sie darauf, dass Sie keine Atemnot verspüren.

Schon nach drei Wiederholungen sinken Ihre Stresshormone im Körper messbar. Puls und Blutdruck sinken. Echt! Nur durchs Atmen!

Der Effekt auf den Geist ist sofort spürbar. Wenn Sie viel Zeit haben oder sehr angespannt sind, machen Sie die Übung einfach ein wenig länger. Ich erlaube Ihnen das, wenn jemand fragt. Sagen Sie einen schönen Gruß von mir und atmen Sie ruhig weiter.

Die tiefe Atmung:

Sie ist wie ein kleiner Urlaub. Atmen Sie in den Bauch ein, bis dieser mit Luft gefüllt ist - atmen Sie aber weiter ein in den Brustkorb und bis hinauf unter die Schlüsselbeine. Der ganze Oberkörper scheint mit Luft gefüllt zu sein. Und nun atmen Sie langsam und vollständig wieder aus. Wiederholen Sie diese Übung ein paar mal und genießen Sie die vollständige Versorgung Ihres Körpers mit Sauerstoff.

„Man soll sich bestreben möglichst langsam zu atmen, womöglich nur 12 Atemzüge auf die Minute verteilen.“
Dr. med. Henry Hughes, 1905

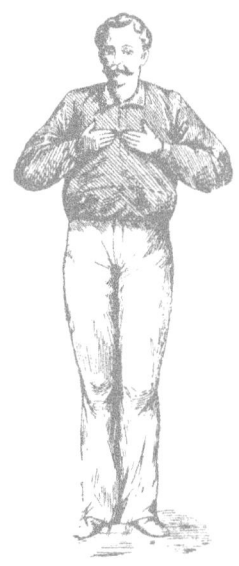

Luftbäder

Sauna

Die Sauna ist beliebt und weit verbreitet. Kein Wunder - bei den vielen, positiven Wirkungen. Sie wirkt positiv:

- stärkend auf die Immunabwehr
- bei Asthma und chronischer Bronchitis
- blutdruckausgleichend
- bei Verspannungen
- bei einigen chronischen Schmerzerkrankungen
- bei Depressionen

Aufpassen bei extremem Blutdruck, Durchblutungsstörungen und Gefäßerkrankungen.

Anwendungshinweise zur finnischen Sauna:
Je höher Sie in der Sauna sitzen/liegen, desto höher ist die Temperatur. Die Luftfeuchtigkeit liegt bei ca. 10-30%.
3. Bank: 80 bis 95 Grad, 2. Bank: 70 bis 80 Grad, 1.Bank: 60 bis 70 Grad
Ein Aufguss mit Wasser oder ätherischen Ölen erhöht kurzzeitig die Luftfeuchtigkeit und die empfundene Temperatur.
Vorbereitung:
Ausziehen, duschen und abtrocknen. Kalte Füße in einem Fußbad erwärmen.
1. Sauna-Gang & 2. Sauna-Gang
• Setzen oder legen Sie sich auf ein Handtuch, so dass kein Schweiß auf die Bänke kommt.
• Nach ca. 10 Minuten beenden. Sind Sie gelegen, begeben Sie sich auf die untere Bank und setzen Sie sich die letzten Minuten auf, das hilft dem Kreislauf.
• Anschließend abkühlen: Erst an der Luft , bis es kühl wird, dann mit einer kalten Dusche (erst Beine, dann Arme, dann den Rest des Körpers). Wer mag, kann dann noch ins Tauchbecken (nicht bei Bluthochdruck!).
• 20 Minuten ruhen
• 3. Sauna-Gang
• Bitte nur durchführen, wenn Sie sich gesund fühlen und Ihnen die
beiden ersten gut bekommen sind.
• Analog zu den vorangegangenen Sauna-Gängen.

In der Sauna nicht zu viel reden und bewegen! Die Luft enthält so wenig Sauerstoff wie in ca. 2.500 m Höhe.

Zu den Zeitangaben: geübte Saunagänger werden mitunter länger als 10 Minuten in der Sauna verbringen. Man sollte seinem Gefühl folgen, was die Dauer des Saunaganges angeht.

Am besten wirkt die Sauna, wenn sie regelmäßig angewendet wird.

Kältekammer

Im Hotel Prinz-Luitpold-Bad haben wir eine Kältekammer gebaut - wer so etwas nicht zu Hause hat, kann im Winter einfach nach draußen gehen.

Unsere "königliche Kältekammer" ist ein Kälteraum mit moderater Kälte (-5° bis -10°C), in welchem ein aufgewärmter Nutzer (nicht überhitzt) in Badebekleidung sitzen soll. Die sinnvollste Dauer hängt vom Wohlbefinden ab.

Mögliche Vorteile:

- es ist eine Kälteanwendung, die auch von Menschen, die kein kaltes Wasser vertragen, angewendet werden kann.
- die rasche Abkühlung der oberen Hautschichten führt zu einer Reihe physiologischer Reaktionen, ohne die Kerntemperatur zu belasten und schädlich zu wirken
- es gibt Hinweise auf höhere Leistungsfähigkeit, wenn die Anwendung nach Sport erfolgt
- der Blutdruck wird ausgeglichen
- der Kreislauf wird angeregt und Wärme als Gegenmaßnahme produzieren - der Kalorienbedarf ist längere Zeit nach dem Besuch der Kältekammer erhöht
- Erhöhung des Muskeltonus'
- die Temperaturtoleranz wird gesteigert und damit das Infektrisiko gesenkt
- Schmerzhafte Entzündungen werden positiv beeinflusst (chronisch entzündliche Gelenk- und Wirbelsäulenerkrankungen)
- Positiv bei Migräne
- Milderung von Neurodermitis und Psoriasis
- Entspannung

Die Liste liest sich etwas vermessen, aber das ist ja auch der Grund, warum wir in unserem Hotel einen hohen fünfstelligen Eurobetrag in die Kabine investiert haben. Zwei kleine Studien zum Thema sind in der Literaturliste aufgenommen.

Gegenanzeigen
- bei Erkrankungen mit erhöhter Kälteempfindlichkeit
- bei Gefäßentzündungen
- bei Durchblutungsstörungen
- nach einem Herzinfarkt oder einer Bypass-Operation
- bei Operationen, die weniger als ein halbes Jahr zurückliegen
- bei Bluthochdruck (höher als 160/100 mmHg)
- bei akuten Nieren- und Blasenerkrankungen
- bei akuten Infektionserkrankungen
- bei Sensibilitätsstörungen (z.B. nach einem Schlaganfall oder bei neurologischen Erkrankungen)

5.3 Licht

Immer öfter liest man von der unterschätzten Wichtigkeit des Lichtes. Kneipp wies nachdrücklich auf die Wichtigkeit hin:

„Jeder Mensch fühlt die Wirkung des Lichtes... Man kann die Vorteile des Lichtes und die Nachtheile des Mangels an Licht an den Menschen leicht beobachten."

Wie entscheidend Sonnenlicht für unseren Vitaminhaushalt ist, sieht man am häufigen Vitamin-D-Mangel gerade in unseren Breiten. Manche Forscher verbinden Vitamin-D-Mangel mit Krebs, Diabetes, Alzheimer, Autoimmunkrankheiten und Herz-Kreislauferkrankungen. Allerdings ist hier noch nicht eindeutig geklärt, was Ursache und Wirkung angeht - also ob die Krankheiten einen Vitamin-D-Mangel hervorrufen, oder von diesem hervorgerufen werden.

Sicher ist allerdings, dass ein zu niedriger Vitamin-D-Spiegel schlecht für uns ist, und neben einer Vitamin-D-reichen Ernährung eine regelmäßige Licht Aufnahme günstig ist. Natürlich in Maßen, ohne Sonnenbrand. Aber gönnen Sie ihrem Körper auch in der Sommerzeit einige Minuten ungeschützte Sonne, um die Vitaminvorräte aufzufüllen.

„Ich empfehle den Hauptgrundsatz sehr zu beachten: wer in der vollsten Tageshelle und in dem schönsten Sonnenscheine lebt und sich bewegt, wird .. den gesundesten Körper [bewahren], soweit das Licht darauf einwirken kann." (Sebastian Kneipp)

5.4 Kräuter

Kneipp hat eine bunte Palette an Behandlungsmöglichkeiten mit Kräutern aufgeschrieben. Nicht alle diese Kräuter sind in ihrer Wirkung bestätigt. Auch sind die Anwendungsformen zum Teil verändert worden. Im Folgenden finden Sie eine Auflistung der Anwendungsbereiche der Kräuter um zu zeigen, welchen Beschwerden mit Kräutern recht wirksam vorgebeugt werden kann. Dabei habe ich die homöopathische oder heilpraktische Nutzung ausgelassen. Die Anwendungen sollten

1. in erster Linie als Vorbeugung betrachtet werden - bei stärkeren Beschwerden bitte immer einen Arzt konsultieren
2. nach genauem Studium entsprechender, wissenschaftlich belegter Abhandlungen verwendet werden (beispielsweise Beipackzettel)
3. diesem Studium sollte man auch die Art der Anwendung entnehmen - also äußerlich, innerlich, Dosierung etc.
4. wegen möglicher Wechselwirkungen nicht unkritisch kombiniert werden.

Zu 2.: Soll heißen - wenn Sie unter einer oder mehreren aufgelisteten Beschwerden leiden, fragen Sie in einer Apotheke nach dem entsprechenden Kraut und seiner für den Fall korrekten Anwendung (also ob als Tee, Salbe, etc.).
Die Liste ist sicherlich nicht vollständig, beschreibt aber bereits einige Krankheiten, welche als Volkskrankheiten bezeichnet werden können.

Kneipps Apotheke:

Abszess:	Königskerze
Adipositas:	Brennnessel, Löwenzahn
Akne:	Kamille, Brennnessel, Löwenzahn
Appetitanregung:	Schafgarbe
Arteriosklerose:	Linde
Arthrose:	Brennnessel, Löwenzahn, Birke, Arnika
Blähungen:	Kümmel, Engelwurz
Blasenentzündung:	Brennnessel, Birkenblätter, Schachtelhalm, Beifuß, Wacholder
Blutdruck, hoher:	Bärlauch, Knoblauch, Weißdorn, Hibiskus
Blutfettwerte, hohe:	Knoblauch, Artischocke
Cholesterin, hohes:	Ringelblume
Depression:	Johanniskraut
Durchblutungs-verbesserung:	Buchweizen, Kresse, Rosmarin
Durchfall:	Heidelbeeren, Salbei
Eierstockentzündung:	Beifuß
Ekzem:	Königskerze
Entzündungen:	Holunder, Kamille, Arnika, Spitzwegerich, Kümmel
Fieber:	Holunder
Furunkel:	Königskerze
Fußpilz:	Knoblauch, Thymian
Gallenstärkung:	Löwenzahn, Ringelblume
Gicht:	Brennnessel, Löwenzahn, Artischocke, Birke
Glutenfreie Alternative zu Getreide:	Buchweizen

Haare:	Schachtelhalm
Halsentzündung:	Thymian, Kamille, Salbei
Hämorrhoiden:	Arnika, Königskerze
Harntreibend:	Spitzwegerich
Hautentzündungen:	Hafer
Heiserkeit:	Salbei
Herzschwäche:	Weißdorn
Husten:	Thymian, Linde, Königskerze, Eibisch, Lein
Juckreiz:	Hafer
Knochen:	Schachtelhalm
Knochenschwund:	Buchweizen
Koronare Herzerkrankungen:	Weißdorn, Knoblauch, Brunnenkresse
Krämpfe:	Kamille, Pfefferminze, Ringelblume, Kümmel
Kreislaufanregend:	Kresse, Ringelblume
Kreislaufstörungen:	Pfefferminze
Leberstärkung:	Buchweizen, Mariendistel, Artischocke, Löwenzahn
Magen-Darm Probleme:	Kamille, Eibisch, Engelwurz
Makuladegeneration, altersbedingt:	Brunnenkresse
Migräne:	Pfefferminze, Pappel- und Weidenrinde
Mundgeruch:	Petersilie
Mundschleimhaut Entzündung:	Thymian
Nägel:	Schachtelhalm
Nervenstärkung:	Buchweizen

neuralgische Schmerzen:	Schachtelhalm, Heublumen
Neurodermitis:	Vogelmiere, Nachtkerze,
Niere:	Birke
Nieren- und Blasensteine:	Brennnessel, Birkenblätter, Schachtelhalm, Wacholder
Prellungen:	Arnika
Prostata:	Kürbissamen, Brennnesselwurzel
Quetschungen:	Arnika
Reizdarm:	Pfefferminzöl, Fenchel, Anis, Kümmel
Reizmagen:	Kamille, Pfefferminze, Melisse Schafgarbe
Rheumatismus:	Brennnessel, Weidenrinde, Birke, Heckenrose, Hafer
Rückenschmerzen:	Brennnessel, Arnika
Schlafstörung:	Baldrian, Hopfen, Melisse
Schleimlösend:	Vogelmiere, Spitzwegerich
Schmerzen:	Kamille
Schuppenflechte:	Vogelmiere
Stress:	Baldrian, Hopfen, Melisse
Übelkeit:	Pfefferminze
Venen:	Linde, Ringelblume
Verbrennungen:	Johanniskraut
Verdauungsanregung:	Schafgarbe, Rosmarin
Verstauchungen:	Arnika
Verstopfung:	Sauerkraut
Vitamin D Mangel:	Leinsamen
Vitaminreich:	Kresse, Vogelmiere, Brennnessel, Petersilie, Heckenrose; Sauerkraut

Weichteil-	
rheumatismus:	Brennnessel, Arnika
Wunden:	Johanniskraut, Ringelblume
Zähne:	Schachtelhalm

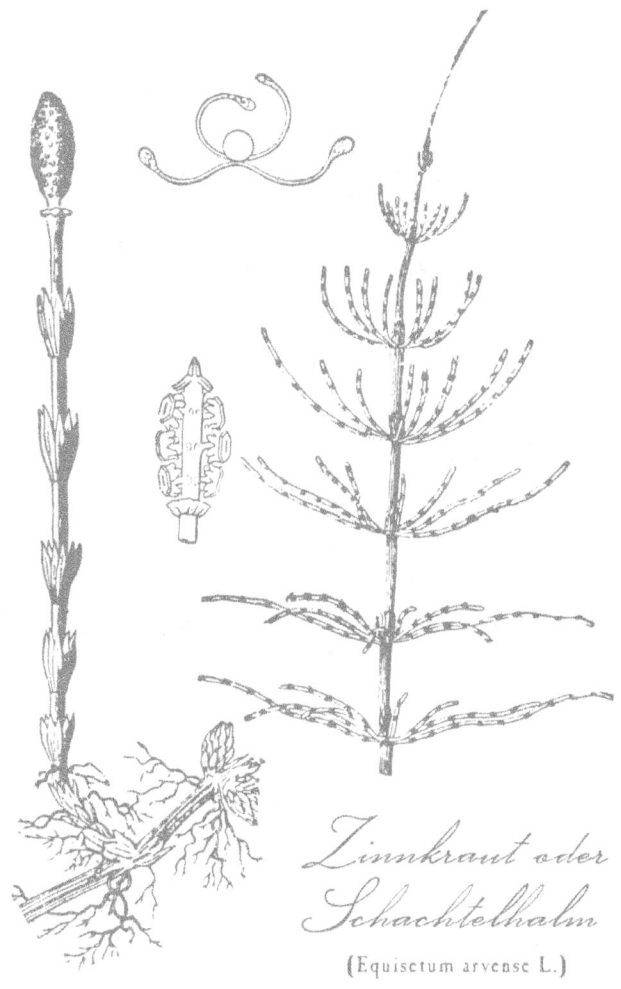

Zinnkraut oder
Schachtelhalm
(Equisetum arvense L.)

Der Mensch soll
aus Gesundheit freudig,
aus Überzeugung mäßig
und aus Verständnis gut essen.

CARL FRIEDRICH VON RUMOHR

KAPITEL N0 6

DAS RECHTE MAß

Die Vorbereitung

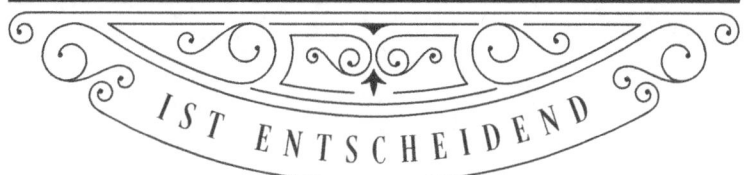

IST ENTSCHEIDEND

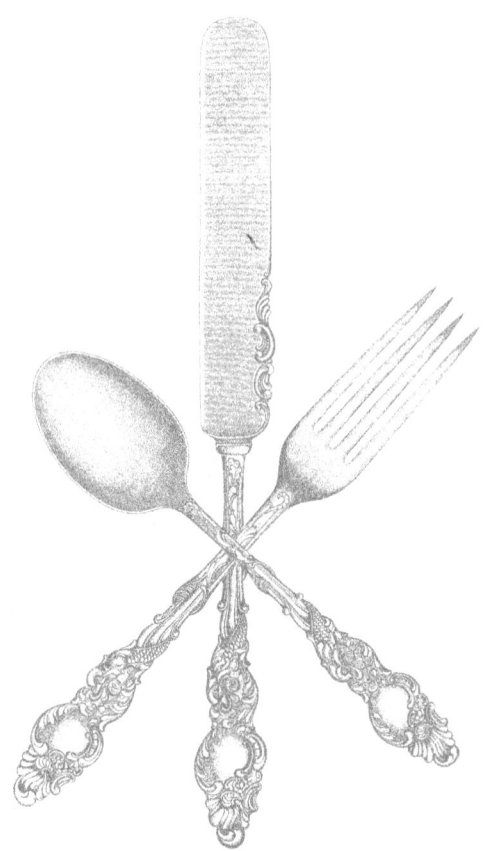

6

Das rechte Maß ist entscheidend

Die Verpflegung eines Prinzen ist wichtig. Eine Heldenreise benötigt viel Energie. Der Prinzenkörper muss optimal versorgt werden. Dabei schützt sich der Prinz vor Giften und achtet auf ein ideales Körpergewicht. Aber wie sieht die optimale Ernährung aus? Es gibt so viele Ernährungsempfehlungen. Viele widersprechen sich direkt. Einig sind sich die meisten in den folgenden Punkten und das sind daher die, die der Prinz beherzigt:

- Entscheidend für ein ausgewogenes Körpergewicht ist unsere Energiebilanz. Wenn wir mehr essen als wir verbrennen, nehmen wir zu. Wenn wir weniger essen als wir verbrauchen, nehmen wir ab. Es gibt hier unzählige komplexe Zusammenhänge im Körper, aber das bleibt unterm Strich. Also lautet die Aufgabe Mäßigung.
- Obst und Gemüse sind gut für uns.
- Zucker so wenig wie möglich, Salz so viel wie nötig
- Verzicht auf Rauchen und Alkohol (hier predige ich allerdings Wasser, wo ich selbst 2-3 mal die Woche Wein trinke - aber erstens arbeite ich an mir und zweitens fällt das unter den Begriff „Genussfähigkeit")
- Ausreichend trinken (Wasser! Siehe Geheimwaffen)

Ich persönlich habe von drei Dingen enorm profitiert und in der Folge mein Idealgewicht erreicht:

- sehr wenig Zucker, und wenig einfache Kohlenhydrate
- Fastentage (fünf Tage im Monat mit ungefähr 50% meiner benötigten Kalorien)
- kein Frühstück an Wochentagen (und damit eine 16 stündige Fastenphase pro Tag)

Bisher war das Weglassen des Frühstücks ein echter Tabubruch. Ich habe das nirgends gelesen, ich habe es ausprobiert: an Tagen an denen ich frühstückte, hatte ich den ganzen Tag ein Hungergefühl. An Tagen, an welchen das Mittagessen das erste Essen war, hatte ich auch den Resttag weniger Hunger.

Ende Januar 2017, als ich gerade diese Zeilen schreibe, lese ich in Focus, Augsburger Allgemeine, Welt etc. einen Artikel: „Frühstück ist so gefährlich wie rauchen", in welchem ein englischer Wissenschaftler (Terence Kealey) diese These aufstellt. Ich kann das nicht beurteilen - beim Abnehmen hat es mir geholfen. Probieren Sie, edler Prinz, doch einfach aus, was für Sie funktioniert.

Die beschriebene Form des Fastens wird „Zwischenfasten" oder englisch „intermittend fasting" genannt. Hierzu gibt es mittlerweile unzählige Bücher und Ratgeber und ein paar Studien, die auf positive Wirkungen hinweisen, auch zum Beispiel in der Krebstherapie. Hier ist aber weitere, wissenschaftliche Untermauerung nötig. Man kann sicherlich sagen, dass es nicht für jeden geeignet ist und bei Untergewicht nicht empfehlenswert.

Wer ernsthaft an einer Gewichtsreduzierung interessiert ist, sollte sich das Buch „Fettlogik überwinden" von Dr. Nadja Hermann besorgen - egal, welchen Weg er zur Gewichtsreduzierung einschlägt.

Armin Gross

Gegner bedürfen einander

oft mehr als Freunde,

denn ohne Wind

gehen keine Mühlen.

HERMANN HESSE

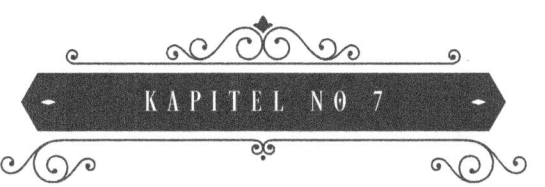

KAPITEL NO 7

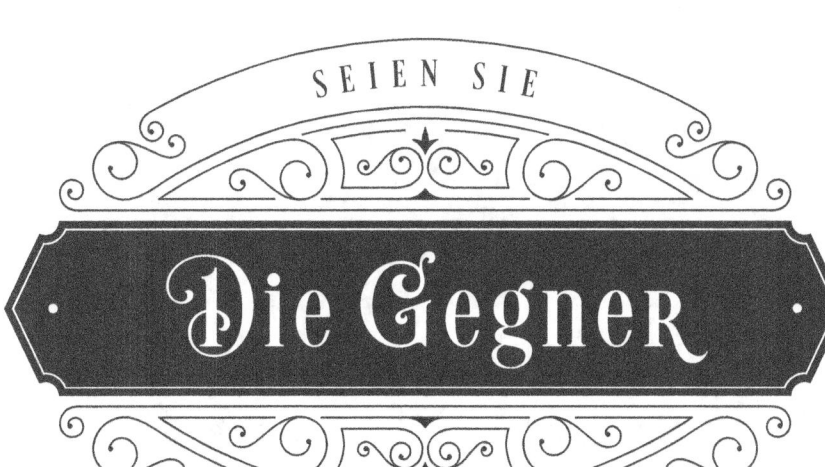

SEIEN SIE

Die Gegner

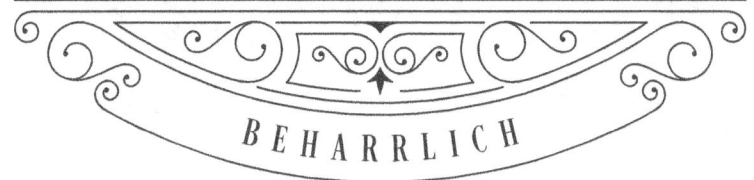

BEHARRLICH

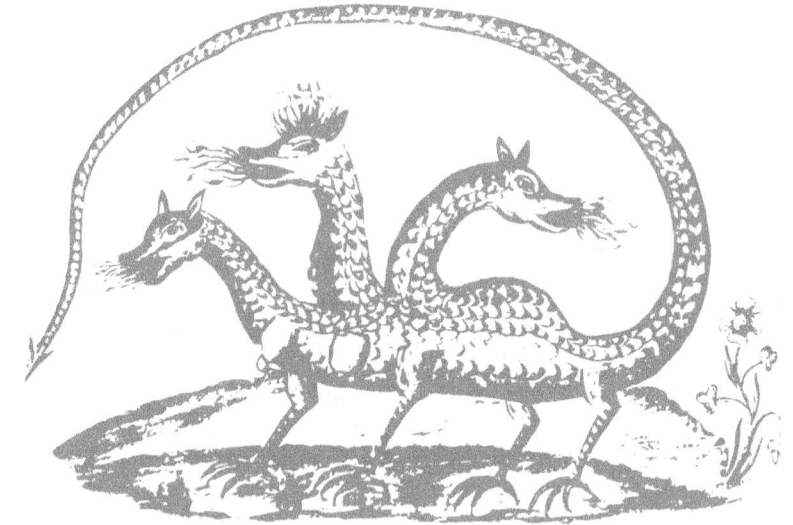

7

Seien Sie beharrlich

Es gibt zahlreiche Gegner für einen echten Prinzen. Da sind lästige kleine Kobolde, zornige Zwerge und träge Trolle. Doch es gibt auch einen übermächtigen Endgegner, den großen Boss am Ende des Abenteuers. Er ist unter verschiedenen Namen bekannt, kann sich verwandeln, verstellen und ist sowohl im Kampf Mann gegen Mann als auch als versteckter Guerilla-Gegner brandgefährlich. Wir nennen ihn den dreiköpfigen Drachen.

7.1 Kleine Kobolde

Wir kennen sie und trotzdem schaffen sie es immer wieder uns zu übertölpeln. Wir genießen dies dann sogar. Das ist die spezielle Magie der kleinen Kobolde. Sie verstecken sich am liebsten in zuckerhaltigen und alkoholischen Getränken. Auch in der Süßigkeitenschublade fühlen sie sich wohl. Kleine Kobolde halten uns einzeln nicht davon ab ein Prinz zu werden, es kommt auf die Zahl der kleinen Kobolde an, die es schaffen unsere Barrieren zu durchbrechen.

Übrigens sind sie wahre Meister darin, anderen die Schuld für ihre kleinen Verbrechen unterzujubeln. Zum Beispiel wurden jahrelang Fette und gesunde Lebensmittel wie Eier zu unrecht an den Koboldpranger gestellt. Aber bereits zu Prinzregent Luitpolds Zeiten warnte Pfarrer Kneipp vor den Kobolden in den genannten Lebensmitteln.

7.2 Zornige Zwerge

Zwerge leben in tiefen Höhlen, ohne Licht und frische Luft. Ihre Gefährlichkeit besteht darin, dass sie es sich dort sehr gemütlich eingerichtet haben und uns als gute Gastgeber zu sich einladen. Damit schwächen sie uns und beobachten mit Genugtuung, wie wir uns auch in zornige Zwerge verwandeln. Wir schrumpfen, werden blaß, krank und zornig. Ein Prinz besucht aus Höflichkeit die Zwerge, achtet aber darauf, dass er ihre Höhlen täglich verlässt und frische Luft und Licht tankt.

7.3 Träge Trolle

Träge Trolle sind äusserst gefährlich, weil sie so stark sind. Sie umklammern angehende Prinzen gerne, um sie davon abzuhalten sich zu Prinzen zu entwickeln. Dabei geben sie starke Wärme ab und verhindern jegliche Belastung. Jeder Schritt wird gedämpft, jede Anstrengung vermieden. Es gibt keine Kältereize mehr, an die der Prinzenkörper lernen muss sich anzupassen. Das fühlt sich behaglich an und ist daher umso gefährlicher.

7.4 Der dreiköpfige Drache

Wenn wir die kleineren Gegner überwunden haben, stehen wir letztlich vor dem großen, dreiköpfigen Drachen. Aber meistens erkennen wir es gar nicht. Er verstellt und tarnt sich und wiegt uns in Sicherheit.

Der Prinz, beinahe vollendet, schlendert durch sein künftiges Reich. Er sieht die Schönheiten, die ihn erwarten und erkennt, was plötzlich für Möglichkeiten vor ihm liegen. Und schon diese Aussicht weckt den dreiköpfigen Drachen, der sich hinter uns windet und nun seine Magie wirken lässt: wir wissen, was richtig ist und handeln trotzdem anders! Unglaublich aber wahr - diese Zauberfähigkeit ist unheimlich und der Zauber wirkt sehr stark. Manchmal ist es der Zauber der Verdrängung, manchmal der Zauber der Banalisierung oder der Ignoranz. Hier arbeitet der dreiköpfige Drache mit den kleineren Gegnern zusammen: Wir begegnen einem kleinen Kobold, den wir eigentlich bereits besiegt haben - und plötzlich haucht uns der dreiköpfige Drache ins Ohr, dass ein Kobold ja nicht schadet, ein zweiter vielleicht auch noch nicht weh tut und so weiter. Bis wir plötzlich vom Weg des Prinzen abgekommen sind. Dann sind wir in den Fängen des Drachen.

Wir werden sehen, wie wir den Kampf gewinnen können, allerdings muss uns Folgendes immer klar sein: Ein Drache ist unsterblich und kann auf Dauer nicht besiegt werden. Er erwacht immer wieder zu neuem Leben und wandelt seine Gestalt ,um nicht so leicht erkannt zu werden. Und der Prinz wird nicht müde ihn zu bekämpfen - das ist das Schicksal des Prinzen. In manchen Königreichen nennt man den dreiköpfigen Drachen auch Schweinehund.

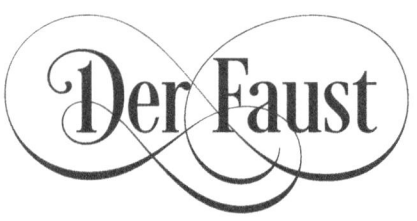

Der Faust

Das ist der Weisheit letzter Schluss:

Nur der verdient sich Freiheit

wie das Leben

der täglich sie erobern muss.

JOHANN WOLFGANG GOETHE

KAPITEL N0 7

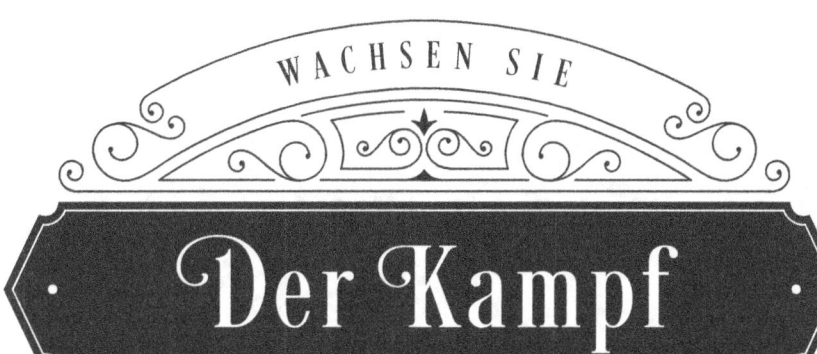

WACHSEN SIE

Der Kampf

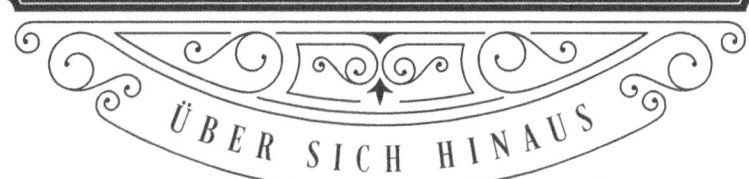

ÜBER SICH HINAUS

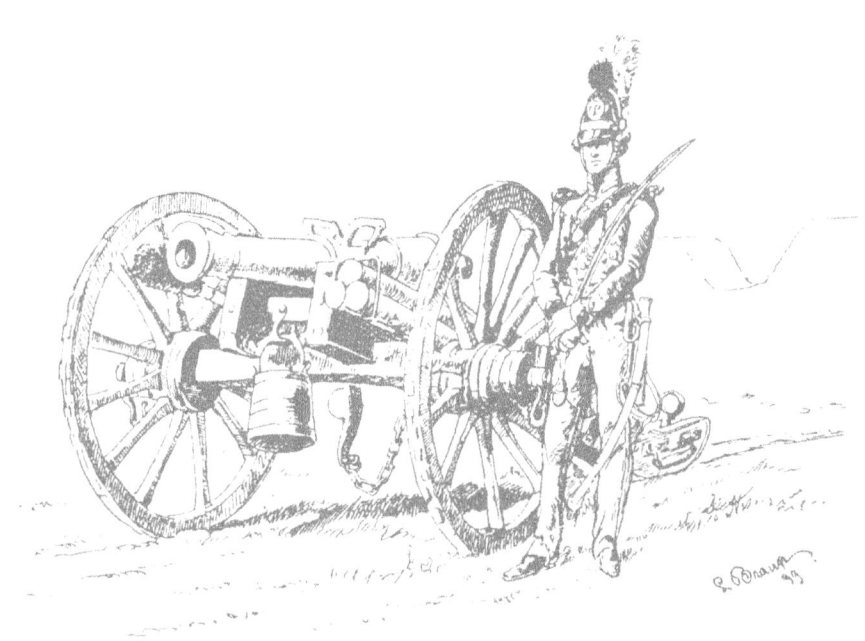

8

Wachsen Sie über
sich hinaus

Nun ist es soweit: sie stehen vor der großen Aufgabe - ihrem großen Kampf, in dem sie sich als Prinz beweisen. Sie haben die kleineren Gegner überwunden und stehen vor dem zuletzt beschriebenen dreiköpfigen Drachen. Auf in den Kampf:

Ein Kampf folgt einer Choreografie. Sie, der edle Prinz, stehen gut gerüstet, ausgebildet und tugendhaft ihrem mächtigen Gegner gegenüber. Wie kann man ihn besiegen?

Durch ein geordnetes, organisiertes Vorgehen:

Das Ziel

Als erstes machen Sie sich Ihr Ziel klar. Dieses Ziel besteht darin, den Drachen zu besiegen und Ihr Leben als Prinz zu beginnen.

Der Plan

Machen Sie einen Plan und folgen sie diesem. Dadurch können sie vielen Angriffen des Drachen zuvorkommen.

Konkret bedeutet das folgendes:

- Dreimal die Woche Gymnastik (oder Schwimmen)
- Jeden Tag mindestens 10 Minuten spazieren gehen
- Jeden Tag abhärten
- Jeden Tag mindestens 10 Minuten den Geist schulen
- Stets den Tugenden folgen

Dran bleiben

Nutzen Sie Ihren Mentor. Machen Sie sich bewusst, dass Sie die ganze Reise für sich selbst unternehmen und Prinz werden möchten. Und führen Sie den Kampf ohne Unterlass. Sie erhalten die Belohnung sehr bald, müssen aber stets einen neuen Kampf gegen den dreiköpfigen Drachen führen, sonst nimmt er Ihnen die Belohnung wieder fort.

Was passiert, wenn man die Waffe fallen lässt?

Dann nehmen Sie sie wieder in die Hand. Und leisten Sie Wiedergutmachung. Wenn Sie einen entscheidenden Schlag gegen den dreiköpfigen Drachen verpasst haben, holen sie ihn nach und machen es wieder gut, indem sie eine Extrarunde einlegen. Oder nehmen Sie sich eine Bestrafung vor: Wenn ich meinem Plan nicht nachkomme, putze ich meinen Kühlschrank oder mache meine Steuererklärung fertig. Auf diese Weise erhält der dreiköpfige Drache doppelt Prügel und zieht sich zurück, damit Sie zum finalen Schlag ausholen können.

Armin Gross

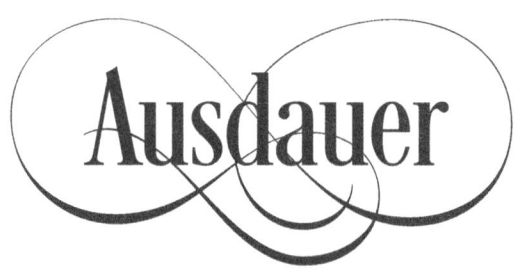

Ausdauer

wird früher oder später belohnt -
meistens aber später.

WILLHELM BUSCH

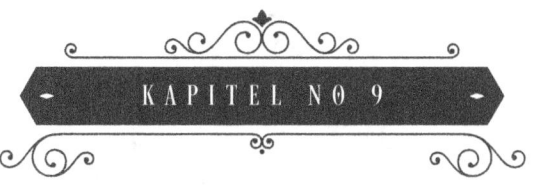

KAPITEL NO 9

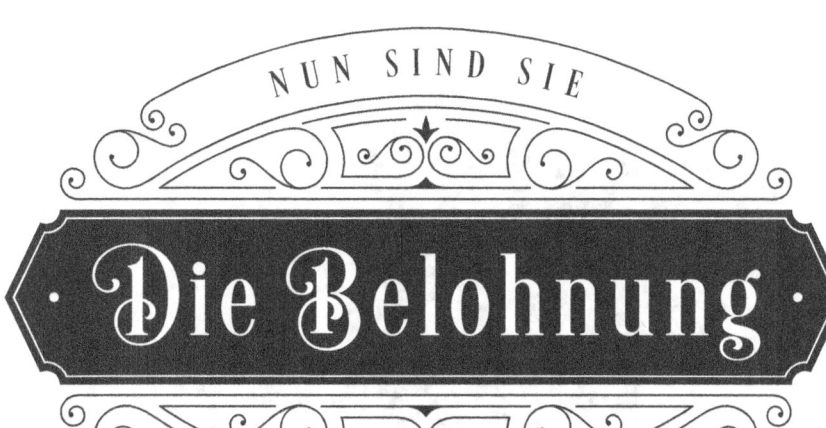

NUN SIND SIE

· Die Belohnung ·

EIN PRINZ

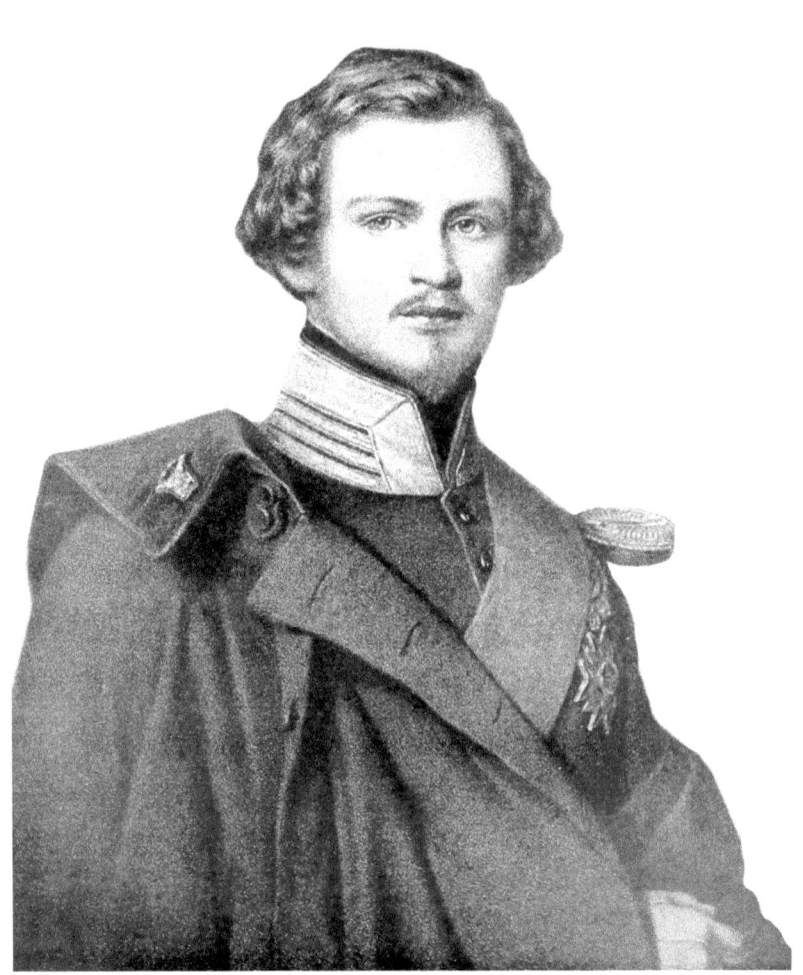

9

Nun sind Sie ein Prinz

Sie haben die Heldenreise erfolgreich bestanden und stehen nun vor Ihrem neuen Leben als Prinz. Sie haben nicht nur dieses Buch bis hierhin gelesen - sie sind nun ein Prinz. Leben Sie wie einer. Als Belohnung dürfen sie in den Klub der Prinzen eintreten. Außerdem haben sie sich heute einen längeren Spaziergang verdient und ein extra Glas kühles erfrischendes Wasser. Sie dürfen die bewundernden Blicke ihrer Mitmenschen genießen. Und das Leben als Prinz beginnt sogleich - sie erhalten mehr, als sie dachten:

Eine Tafel mit einer Schritt für Schritt Anleitung zum Leben eine Prinzen können Sie hier herunterladen: http://luitpold-verlag.blogspot.de !
Zudem erhalten Sie einen Bonus von 50€ für einen kurzen Schnupperlehrgang "Prinz in einer Woche" im Hotel Prinz-Luitpold-Bad.

Vielen Dank!

Das Buch von der Inspiration bis zur Fertigstellung hat ca. fünf Jahre in der Erstellung gebraucht - auch wenn man es der Dicke nicht ansieht. Aber ohne Hilfe von lieben Menschen hätte ich es nie schreiben könne. Als erstes möchte ich meiner Frau Sabine danken, die mir privat und beruflich immer den Rücken frei hält und schon einige Projekte ertragen hat. Sie hat auch wesentliche Verbesserungen in diesem Buch angeregt - sie ist eine echte Prinzessin.

Meine Eltern für Unterstützung und Wegbereitung. Meinem Vater insbesondere für das Schreiben des „Leitfaden zur Lebensfreude" und „Geschichte und Geschichten im Hotel Prinz-Luitpold-Bad" als Vorläufer zu diesem Buch.

Meiner Yoga-Lehrerin Wiebke, eine weise Frau, der ich sehr viel verdanke. Meinem Onkel Alexander für ständige Unterstützung und die gleiche Gewichtskurve seit vielen Jahren. Meinem Herz-Sensei Professor-Onkel Michael für medizinische Hinweise. Meinem Schwager Armin für Computerunterstützung - seit 1998! Meinem Schriftsteller- und Korrektoren-Onkel Andreas für die große Hilfe. All den großen Vordenkern des 19. Jahrhunderts.

Abbildungen

Die Abbildungen im Buch sind aus den Werken in der Literaturliste.

Die übrigen Abbildungen, sowie die großartige, graphische Gestaltung kommt vom

Design Studio eimotion (www.eimotion.com),

die nicht nur äussert geschickt und sauber arbeitet, sondern zu meinem Glück auch noch eine Begeisterung für die Epoche hat.

Anhang

Original Aufzeichnung des Leibarztes Dr. Raimund Gerster in der Festschrift zum 90. Geburtstag seiner königlichen Hoheit Prinzregent Luitpold von Bayern:

„Prinzregent Luitpold, ein Vorbild vernünftiger Lebensweise
Es existiert eine umfangreiche Literatur über das Alter von den ältesten Zeiten an, worunter Hufelands „Makrobiotik" das bekannteste, Fischer Dr. Bernhard „Abhandlung vom hohen Alter" eines der besten und Oberpfarrers Schröter von Buttstädt „Das Alter und untrügliches Mittel, alt zu werden" wohl das interessanteste ist, da es 11790 Beispiele von Personen vorführt, die ein Alter von 80 bis 190 Jahren erreichten. Wir Bayern sind in der glücklichen Lage, uns auf ein näher liegendes Beispiel beziehen zu können. Es ist wohl für einen Landesfürsten kein schönerer Ehrentitel, als wenn seine eigene persönliche Lebensführung als ein nachahmenswertes Beispiel seinem Volke vorgeführt werden kann. Es ist begreiflich, dass bei der staunenswerten Rüstigkeit Seiner königlichen Hoheit seine Lebensgewohnheiten einen häufigen Gesprächsstoff bilden, besonders unter den Jägern, zu denen auch ich mich zählen darf. Wirkt doch das hohe Beispiel aneifernder und lehrreicher als manche ausgeklügelte Folianten und möchte so mancher aus der Praxis lernen, wie er es anstellen soll, ein hohes und leistungsfähiges Alter zu erreichen.
* Seiner königlichen Hoheit Vater und Großvater erreichten ein Alter von über 80 und 70 Jahren. Seine Erziehung war in erster Linie eine soldatische, und dabei wurde neben vielseitiger geistiger Ausbildung seitens des königlichen Vater auf die Entwicklung eines gesunden Körpers besonderes Gewicht gelegt. Wir übergehen hier die Kinder-, Jugend- und Mannesjahre und beschränken uns auf die eingehende Schilderung der Lebensweise etwa ab dem 70. Jahre ab; denn gerade in diesen Jahren werden nicht weniger als in den ersten Kindheitsjahren die größten Fehler in den Lebensgewohnheiten, besonders in der Ernährung, Bewegung, Schlaf und Körperpflege wie in der richtigen Abwechslung von Ruhe und Tätigkeit gemacht.
* Seine königliche Hoheit pflegt Winter wie Sommer um sechs Uhr aufzustehen. Er schläft in kaltem Zimmer und nimmt auch in diesem Zimmer täglich sofort nach dem Aufstehen eine kalte, ausgiebige Abwaschung des ganzen Körpers vor, der eine energische Selbstfrottage folgt.
* Das Frühstück ist denkbar einfach, nicht zu starker Kaffee mit einem Brödchen, worauf die Morgenzigarre in Brand gesetzt wird.

* Der Vormittag ist nach Erledigung des Einlaufes und des Vortrages der diensttuenden Herren, Besuchen bei Künstlern, Ausstellungen, neuer, besonders sehenswerter Dinge, Erteilung von Audienzen gewidmet. Im Sommer pflegt Seine Königliche Hoheit, solange er in München weilt, von sieben Uhr morgens ab eine Stunde zu reiten und abends von sechs Uhr ab im Nymphenburger Park zu promenieren, wobei häufig, wenn es die Temperatur irgendwie gestattet – und Seine Königliche Hoheit sind dabei wirklich sehr abgehärtet – im Freien ein Schwimmbad, in welchem eine Strecke von gut hundert Metern mehrmals auch stromaufwärts durchschwommen wird, zu nehmen. Gegen zwölf Uhr wird Winter wie Sommer meist ein sehr kleines Gouter genommen mit einem mit Gießhübler versetzten Glas Burgunder-Tafelwein. Im Sommer um zwei Uhr, im Winter um vier Uhr findet das Diner statt, zu dem gewöhnlich Gäste beigezogen sind. Seine Königliche Hoheit pflegt von jedem Gang nur einmal eine mäßige Portion und ein Quart Bier, ein Glas Wein, höchstens anderthalb Glas Sekt dabei zu nehmen. Nach dem Diner, das etwa eine Stunde in Anspruch nimmt, die unter anregenden allgemeinen Gesprächen aller Tafelteilnehmer rasch verfließt, wird ein kleinstes Gläschen feinen Likörs und Kaffee gereicht. Die Damen ziehen sich zurück und die Herren bleiben unter lebhafter Teilnahme des Regenten noch etwa eine Stunde im Rauchzimmer, wobei der Hohe Herr selbst Tschibuk raucht, ebenso wie abends nach dem Souper.

* Die Zeit vom Diner zum Souper ist wieder durch Erledigungen von Einläufen und Entgegennahme von Vorträgen ausgefüllt und wird im Sommer häufig zu einer Fahrt nach Nymphenburg mit Spaziergang im Park verwendet. Der Freitag Vormittag ist besonders im Winter dem Dampfbad auf einige Stunden gewidmet, wobei besonders das russische Dampfbad bevorzugt ist und mit kalten Douchen und Abreibungen nicht gespart wird nach der gründlichen ausgiebigen Massage. In Decken gehüllt wird dann die Raststunde nach dem Dampfbad fleißig geraucht. Gegen 10 Uhr pflegt sich der Regent von der Gesellschaft zurückzuziehen und einige Zeitungen zu lesen oder Patiencen zu legen, wobei die Zigarre nicht ausgeht bis zur Schlafensstunde um 3/4 12 Uhr; mitunter schmeckt auch im Bett noch eine Zigarre.

* Nicht viel anders ist die Lebensweise auch an Jagdtagen, wobei meist gegen neun Uhr zur Jagd aufgebrochen wird, im Hochgebirg und bei den Saujagden je nach Umständen entsprechend früher. Bei dem während der Jagd gerichteten Dejeuner pflegt sich der Regent ebenfalls der größten Mäßigkeit zu befleißigen. Daß er ein ebenso vorzüglicher Schütze auf Flug- wie auf laufendes Wild ist mit sicherer Hand und scharfem Aug, ist sattsam bekannt; dass er aber nicht nur an seine Jagdgesellschaft, das Gefolge, die Treiber und das Wild, dem er bekanntlich ein mehr als fürsorglicher Heger ist, denkt, sondern auch an die Vierfüßler, die bei der Jagd mitgearbeitet, nicht vergisst, das beweist das Paket aufgeschnittener Würste, das der Leibjäger nie vergessen darf und von dem der hohe Herr eigenhändig jedem der bei der Jagd beteiligten Jagdhunde seinen Teil reicht. Es ist ein eigenartiges Bild, wenn die Hunde, die diese schöne Sitte genau kennen und ihren Wohltäter, in freudiger Erwartung bellend nach dem bekannten Paket, das der hohe Herr im Arm trägt, äugen und wohl gar ihm aufspringen mit ihren schmutzigen Pfoten. Diese nach jeder Jagd beliebte Belohnung der Hunde ohne Unterschied des Besitzers sagt mehr als die schönsten Phrasen, welches Herz der hohe Herr für Mensch und Tier besitzt.

* Wer mit 90 Jahren noch seine Pflichten in dieser Weise erfüllen kann wie Seine Königliche Hoheit, wer noch ein derart rüstiger Jäger ist und sich soviel Herz und Sinn für alles Schöne, besonders in Gottes freier Natur bewahrt hat, der hat die Quintessenz aller Lehren zur Erreichung eines hohen und glücklichen Alters praktisch gelöst und ist würdig, allen, die den Optimismus eines Metschnikow, vernünftige Lebensführung gewährleiste ein hohes gesundes Alter, teilen, als ein Vorbild vorgeführt zu werden.

Regensburg, Dr. Raimund Gerster

Luitpold, der Prinzregent
(Aus Geschichte und Geschichten im Hotel Prinz-Luitpold-Bad, Albert Gross, Bad Hindelang, 2010)

Viele Bayern verübeln die Art und Weise, wie Luitpold an die Regierung kommt, obwohl er für die Ereignisse nicht verantwortlich ist. Aber schon fünf Jahre später, zu seinem 70. Geburtstag, wird er allgemein gelobt.
Am 12. März 1821 wird er in Würzburg geboren. Gemeinsam mit seinen Brüdern Maximilian und Otto erhält er eine methodische Erziehung, vor allem in den Fächern Staats- recht, Volkswirtschaft und Geschichte, »damit auch er gerüstet ist, sollte er einmal auf den Thron kommen«, wie sein königlicher Vater meint.

Schon früh entscheidet er sich für eine militärische Laufbahn. Die Münchner Landwehrartillerie hatte ihn zu seinem 7. Geburtstag zum Hauptmann gewählt. Als er als Acht- zehnjähriger dann seinen aktiven Armeedienst antritt, besteht er darauf, wie ein gemeiner Artillerist eingesetzt zu werden. Staunende Münchner machen bei ihren Stadtspaziergängen große Umwege, um den ungewohnten Anblick einer Schildwache in Hauptmannsuniform zu sehen (der dazu noch ein königlicher Prinz ist).

Am 15. April 1843 heiratet er die kaiserliche Prinzessin Auguste Ferdinande in Florenz und lebt mit der schönen Toskanerin aus dem Hause Este vom Tag der Hochzeit bis zum Tag ihres Todes am 26. April 1864 in einer ungemein glücklichen Ehe. Drei Söhne und eine Tochter entsprießen diesem grossartigen Bund.

Am 31. März 1848 wird Luitpold Generalleutnant und Artillerie-Corps-Kommandant. Seit dem Jahr 1850 kommt er als begeisterter Jäger zu regelmäßigen Jagdaufenthalten nach Hindelang.

Als Luitpold im Juni 1886 die Regentschaft antritt, ist er seit 22 Jahren Wittwer. Sein Alter, sein grauer Vollbart und die kerzengerade Haltung des Soldaten verleihen ihm eine natürliche Autorität. Bis ins hohe Alter ist er rüstig und fit. Dazu kommt das bürgerlich-schlichte Auftreten und eine gut entwickelte Menschenkenntnis. Hier im Tal hatte er schon vorher die Herzen der Bevölkerung erobert, durch sein Bedürfnis, denen zu helfen, die unverschuldet in Not geraten waren.

Es gibt viele Anekdoten über den Prinzregenten. Vor allem seine Bescheidenheit findet Anklang. Sie ist eines der Geheimnisse seines Erfolges. Er trägt keine prächtigen Pelzmäntel wie Ludwig II. Als er nach dessen Tod mit Begleitern zum ersten mal zur Jagd nach Hohenschwangau kommt, fragt einer der Treiber seinen Nebenmann: »Welcher ist es?« »Der da hinten – der mit der schiach'n (abgetragenen) Jopp'n.«

«Der mit der schiach'n Jopp'n« wird zum geflügelten Wort. Luitpold trägt gerne kurze Lederhose, Trachtenjoppe und Hut mit Gamsbart. Zur Bescheidenheit gesellt sich Heimatliebe. Die Wiederentdeckung der Tracht ist eine gesellschaftliche Strömung des aus- gehenden 19. Jahrhunderts. Luitpold mit seiner Vorliebe für Tracht passt da perfekt hinein. Er ist volkstümlich und er mischt sich unters Volk.

Als Prinzregent bekommt er viel weniger Geld als ein König. Aber er besteht auf seiner stellvertretenden Regentenrolle, weil der rechtmäßige Thronfolger noch lebt, der geistes- kranke Bruder Otto von Ludwig II. So kann er auch nicht so viel in Kunst und Bauten investieren, wie z.B. sein Vater Ludwig I. Bis 1901 muss er zudem jährlich eine Million Reichsmark zur Tilgung der Schulden Ludwigs II. aufbringen.

Mit seiner liberalen Einstellung respektiert er die Entwicklungen seiner Zeit. Das schafft einen Raum von Freiheit, der München als Kunststadt berühmt macht. Maler, Musiker und Schriftsteller können sich entfalten. Doch gleichzeitig finden große politische und gesellschaftliche Veränderungen statt. Seit 1871 ist das Königreich Bayern Teil des Kai- serreiches und deshalb staatlich nicht mehr unabhängig. Innenpolitisch gibt es ab 1900 als Folge der Industrialisierung Arbeiterstreiks. Allerdings gibt es in Bayern erheblich geringere Einkommensunterschiede, als anderswo, weniger Luxus und weniger Bettelarmut. »Infolgedessen ist geringerer Klassenhass, weniger gegenseitige Absperrung aber Verkehr auf gleichen Fuße vorhanden«, wie es der Zeitzeuge Georg von Vollmar formuliert.
Den Zeitgenossen erscheint die Regierungszeit Luitpolds im Rückblick als eine glückliche Epoche, als Blütezeit der Kultur und der bayerischen Lebensart. Man dankt Luitpold sein aufrichtiges, fleißiges und im Grunde recht unpolitisches Wirken für Bayern. Ja, man dankt ihm auch für Dinge, die gar nicht in seiner Verantwortung lagen. Später, nach den Erschütterungen des Krieges, liegt es nicht mehr fern, voll wehmütiger Erinnerung die scheinbar so gute alte und vor allem friedfertige Zeit zwischen 1886 und 1912 die »Prinzregentenzeit« zu nennen. Diese Ehre, einer Epoche den Namen gegeben zu haben, ist keinem anderen Wittelsbacher zu Teil geworden.

Literatur

Gymnastik: Über den Betrieb der Gymnastik bei der königlich bayerischen Infanterie, Hübschmannsche Buchdruckerei, München 1872

Abbildungen von Turn-Übungen gezeichnet von H. Robolsky und A. Töppe, herausgegeben von E. Eiselen, 4. Auflage, G. Reimer Verlag Berlin, 1875.

meine Wasserkur, Sebastian Kneipp, 7. Auflage, Köselsche Buchhandlung, Kempten, 1889

So sollt Ihr leben, Sebastian Kneipp und Dr. Fey, Köselsche Buchhandlung, Kempten, 1891

mein Testament, Sebastian Kneipp, 2. Auflage, Köselsche Buchhandlung, Kempten, 1894

Codizill zu Meinem Testamente, Sebastian Kneipp, Köselsche Buchhandlung, Kempten, 1896

Hantelbüchlein für Zimmerturner, Prof. Dr. Moritz Kloß, 12. Auflage, J. J. Weber Verlag, Leipzig, 1907

Lehrbuch der Atemgymnastik, Dr. med. Henry Hughes, 2. Auflage, J. P. Bergmann Verlag, 1905

Kerns illustriertes Buch der Patiencen, 1. Band * 57 Spiele, von Anton Bertling, 16. Auflage, Kerns Verlag (Max Müller), Breslau 1902

90 Jahre „In Treue fest" * Festschrift * zum 90. Geburtstage und 25 jährigen Regierungsjubiläum des Prinzregenten Luitpold von Bayern, Herausgeber, Druck und Verlag der Dr. Wildschen Buchdruckerei Gebr. Parcus, München, 1911

Kräuter und Heilpflanzen nach Sebastian Kneipp, Frisch gepflückt im Rhythmus der Jahreszeiten, Hildegard Kreiter, Kneipp Verlag, 1. Auflage 2015

Natürlich gesund mit Kneipp, Bachmann und Schleinkofer, Trias Verlag 5. Auflage 2013

Das große Kneipp-Gesundheitsbuch, Dr. Dr. B. Uehleke und Prof. Dr. H.-D-Hentschel, 4. Auflage, Trias Verlag Stuttgart, 2014
Stern.de vom 23.1.2017: http://www.stern.de/gesundheit/ernaehrung/zu-wenig-vitamin-d-im-winter--sind-praeparate-sinnvoll--3123106.html

Hibiskustee wirkt blutdrucksenkend: http://www.aerztezeitung.de/medizin/krankheiten/herzkreislauf/bluthochdruck/article/520532/hibiskus-tee-senkt-systolischen-blutdruck-13-mmhg.html

Yogasutra: Von der Erkenntnis zur Befreiung, Patanjali, Einführung, Übersetzung und Erläuterung von R. Sriram, Theseus Verlag, J. Kamphausen, 2013

Fettlogik überwinden, Nadja Hermann, Ullstein Taschenbuch 2016

Wie man Freunde gewinnt, Dale Carnegie, Scherz Verlag (48!!! Auflage) 2003

You are your own Gym, fit ohne Geräte, Mark Lauren, riva Verlag, 2011

Der Alpha-Code, Adam Bornstein und John Romaniello, Goldmann Verlag 2015

Zeitschrift Brigitte und brigitte.de (HIIT Training)

Apotheken Umschau

Wikipedia: Immagine del manoscritto Zoroaster Clavis Artis, Ms-2-27, Biblioteca Civica Hortis, Trieste, vol. 3, pag. 34

Am J Sportsmed Vol 44, Issue 6, 2016
Minimalist Running Shoes and Injury Risk Among United States Army Soldiers

Body Mass and Weekly Training Distance Influence the Pain and Injuries Experienced by Runners Using Minimalist Shoes A Randomized Controlled Trial, Joel T. Fuller et al.The American Journal of Sports Medicine, 27 Jan 2017.

Über den Autor

Armin Gross ist 1977 im schönen Oberallgäu geboren und aufgewachsen. Nach Studium und Arbeit in Ravensburg, München und Sydney (Australien) lebt er mit Familie wieder im Oberallgäu und genießt die Berge und die gute Luft.
Er ist Hotelier und Yogalehrer.

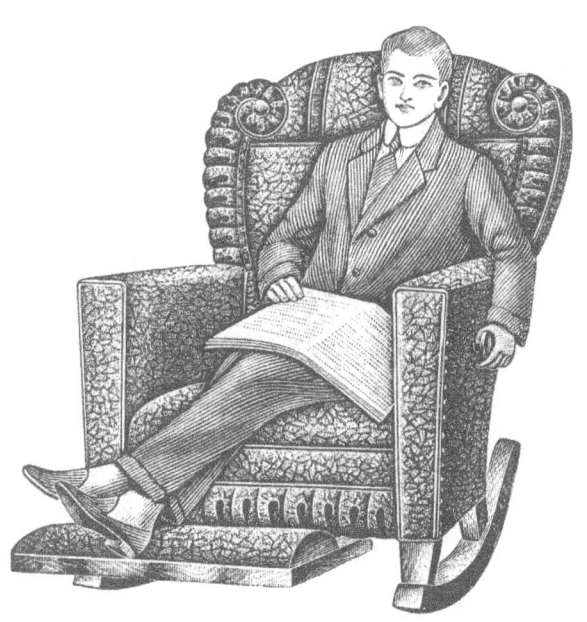

Weitere Buchprojekte von Armin Gross:

Leben
wie eine *Prinzessin*

ab August 2017

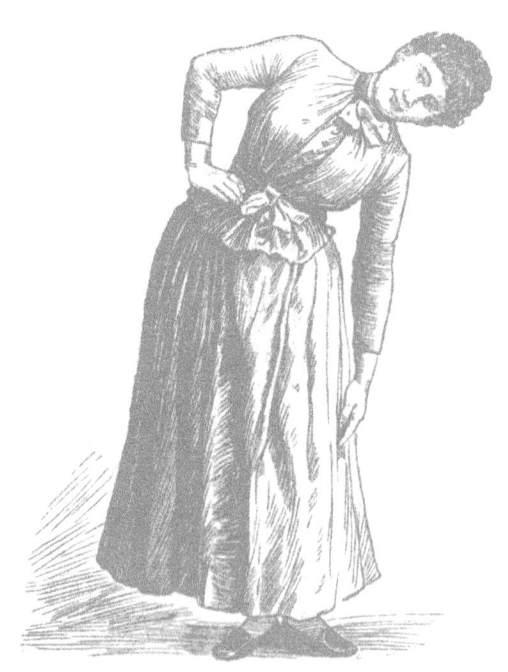

KROLF

Das beste Spiel der Welt

ab Mai 2017

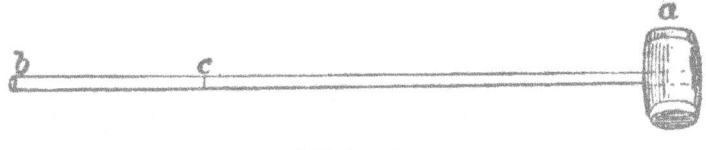

Abb. 30.

Weitere Informationen und Veröffentlichungen unter:

http://luitpold-verlag.blogspot.de

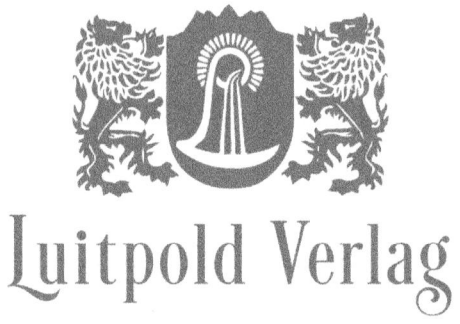